SCORPIO

DR. FRANK WASSMUTH

DIE SPINNEN, DIE NEURONEN

Warum wir tun, was wir tun

Ganzheitliche Psychotherapie

Körper, Verhalten und Persönlichkeit im Einklang

SCORPIO

FSC
www.fsc.org
MIX
Papier | Fördert gute Waldnutzung
FSC® C083411

Der Umwelt zuliebe
- produzieren wir zu über 90 % in Deutschland
- achten wir auf kurze Transportwege
- drucken wir auf Papier aus nachhaltiger Waldwirtschaft und anderen kontrollierten Quellen

1. Auflage 2026

Umschlaggestaltung: wilhelm typo grafisch, Zollikon
Umschlagmotiv: Foto: © Oliver Vosshage,
Illustration: © Sergey Nivens / shutterstock.com
Lektorat: Silwen Randebrock
Layout und Satz: Margarita Maiseyeva
Druck und Bindung: CPI, Leck
ISBN 978-3-95803-648-2

Ansprechpartner für Produktsicherheit
Europa Verlage GmbH
Monika Roleff
Johannisplatz 15, 81667 München
Tel.: +49 (0)89 18 94 733-0
E-Mail: info@europa-verlag.com
www.scorpio-verlag.de

Inhalt

Vorwort 10

I. Einleitung

Wir sind alle Patienten 14
Aller Anfang stinkt 15
Schrauben im Blut 17
Blond schlägt Begabung 18
Banane an der Leine 18
Miraculix der Antidepressiva 19
Therapie im Minutentakt. 20
Die Lachnummer mit Vitamin C 21
Die Legende vom kleinen Blutbild 25
Von der Existenzangst vollgas in die Überlastung 28

Hirn, Körper & Chaos im Griff 31
Experten in eigener Sache 31
Rechner, Software und Chaosanwender 32
Das Gehirn ist im Dispo 34
Wer macht hier meine Symptome? 34
Zuerst der Körper – MAGA mal anders 35
Wo steckt das Problem? 36
Warum wir uns selbst manchmal das Leben schwer machen . . 38
Pfiffige Patienten und unerfahrene Ärzte 39
Die Königin der Verrückten 40
Warum Ärzte oft blind sind 42

II. DER KÖRPER

Darm – der unterschätzte Chef im Bauch 48
Die Bakterienclique: Fünf Freunde und ihr Chaos. 49
Darm-Hirn-Connection: Kommunikation de luxe 50
Silent Inflammation – Energieräuber undercover 56

Mitochondrien – kleine Kraftwerke, grosse Wirkung 58
Sport – wenn Stresshormone Beine kriegen 59
Citratzyklus – die Zitrone im Energiecocktail 60
Keine Heizung, kein Essen und keine frische Luft – ideal für die Zelle 62

Ernährung – mehr als nur Kalorien 67
Ein Glas Wein ist gut – fürs Weingut 67
Wie Butter ihr Fett wegbekam 68
Von der Vitamin- zur Zuckerbombe 70
Süßer Wolf im Schafspelz – warum wir alle Junkies sind 72
Pharaonenfraß – wie Weißbrot schon Mumien krank machte 73
Der letzte Bissen Weisheit – und warum weniger manchmal mehr ist 75

Vitamine und Co. – warum eine Banane am Tag nicht reicht 77
Vitamin D – der Sonnenschein für deine Zellen 77
Vitamin C – Immunsystem auf Speed. 80
Magnesium – vom Waden- zum Wundermittel 81
Das Partygag-Vitamin 83
SAMe – Glück to go 84

Neurotransmitter – Ein Gefühl geht auf Sendung 85
Von Natrium bis Bürokratie – die wilde Welt der Elektrolyte 87
Wenn die Batterie blinkt – Neurotransmitter im Dauerstress 88
Nicht faul – sondern erschöpft. 90
Müßiggang ist aller Gesundheit Anfang 91
Neurotransmitter aufladen – Essen, Schwitzen, Glücklichsein 93
Dopamin – wenn dein Gehirn eine Party schmeißt 94

Hormone – Wenn die Biochemie Stimmung macht 98
Progesteron & Schilddrüse – die geheimen Strippenzieher deiner Energie. 100
Bierbauch, Dopamin und andere ungelöste Rätsel. 101
Mein Leben als hormonelles Versuchskaninchen 102
Medizinische Schizophrenie – wie Zahlen uns verrückt machen 103

Long und Post-Covid – der Marathon nach der Infektion 106
Long, Post und das tägliche Chaos im Körper 107
Die heimliche Pandemie im Bauch 108
Reboot für Körper und Kopf. 109

Gene – Wer spielt die Tasten? 111
Resümee. 114

III. DAS VERHALTEN

Coaching – Therapie ohne Couch 119

Welcher Tank ist leer? Der Therapeut als Schuldnerberater 123

Das Dreieck des Terrors: Job, Kinder, Hausbau 123

Das 3-Kräfte-Modell 126

Das Märchen vom positiven Stress 128

Wie wir uns mit Erholung erschöpfen 129

Warum Ideen Muße brauchen. 131

Das Flipchart der Wahrheit 132

Warum Bewegung glücklich macht 133

Der Kopf in Dauerschleife 135

Selbsttäuschung für Fortgeschrittene 136

Diät für den Kopf. 140

Wie man Gefühle loswird 142

Wenn Stress auf die Nerven geht 144

Mit Plastikbällen auf Stimmungssuche 147

Abtauchen ins Gefühlsbad 148

Stimmungen haben Oberwasser. 149

Wiederholung als Weichspüler 150

Rote Bälle raus – notfalls mit Boxhandschuhen 153

Olaf entscheidet. 154

Resümee. 155

IV. DIE PERSÖNLICHKEIT

Von Freud bis Verhalten – wer heilt, hat recht 160

Ankerpunkte 163

Traumdeutung bei Tag 167

Das Parteienmodell – Tiefenpsychologie für jedermann 169

Das innere Parlament 171
Verstand und Gefühl 173
Moral 177
Gewohnheit 179
Leid und Glück 182
Angst 185
Loyalität 188
Instinkt 189
Kraft 192
Regeln 197

Die Lieblingsfallen des Gehirns 212
Konflikt 212
Leistung 214
Selbstbewusstsein & Anerkennung 218
Selbstständigkeit & Unabhängigkeit 220
Beziehung 222
Mangel 223

Und was passiert nun in der Praxis? 226
Burnout – wenn es plötzlich dunkel wird 226
Ängste 232
Introvertiertheit 234
Wenn alte Regeln in Rente gehen 236
Zu guter Letzt 238

Vorwort

Am Anfang meiner Karriere hatte ich Angst, dass meine Arbeit kopiert wird. Heute, mit der Rente in Sichtweite, fürchte ich eher, dass das nicht passiert. Jeder Psychiater und Psychotherapeut kommt irgendwann an den Punkt, wo er sich bessere Möglichkeiten wünscht, Patienten zu helfen. Da, wo die Medizin schnelle Fortschritte macht, wirkt die Behandlung der Psyche oft noch wie aus einem anderen Jahrzehnt. Mehr Möglichkeiten zu haben und schneller Ergebnisse zu erzielen – das war mein Motiv, die ganzheitliche Psychotherapie zu entwickeln. Gesundheit ist nie einfach, sondern entsteht aus vielen kleinen Einzelteilen. Alle Teile schauen wir uns an und verbessern sie. Egal, ob sie im Körper, im Alltag oder tief in der Persönlichkeit verborgen sind. Und das machen wir mit Humor, der sowohl über schwierige Lebensphasen als auch Textpassagen hinweghelfen kann. Also habt Spaß beim Lesen, das Leben ist ernst genug.

Danken möchte ich Poppy, der besten Ehefrau von allen, und meinem Sohn Connor, der schon seit seiner Kindheit Vitamine nehmen muss. Meinen Schwiegereltern Birgit und Gerd, die als Blindstudie für viele Vitalstoffexperimente herhalten müssen und heute gesünder sind als vor 20 Jahren. Meiner Schwester Stefanie, die meine Biografie teilen musste, Mona und allen meinen Mitarbeitenden – und natürlich Silwen Randebrock, die nach dem sechsten Lektoratsdurchlauf selbst als Therapeutin anfangen kann.

Und an alle Therapeuten, die selbst ganzheitlich arbeiten wollen: Kommt nach Hannover, ich helfe euch gerne.

Vorab ein Hinweis !!

Und bevor wir richtig einsteigen: Ich will euch mit diesem Buch informieren und anregen, euch mit eurer Gesundheit zu beschäftigen. Es stellt keine medizinische, psychotherapeutische oder diagnostische Beratung im Einzelfall dar und ersetzt nicht den Besuch beim Arzt oder Psychotherapeuten. Die Inhalte beruhen auf meinen Erfahrungen und aktuellen Kenntnissen, die in ein paar Jahren schon überholt sein können. Anwendungen oder Nichtanwendungen der hier dargestellten Inhalte ohne vorherige medizinische Beratung finden daher auf eigenes Risiko statt, und es kann keine Haftung übernommen werden. Wo kämen wir denn als Arzt hin, wenn jetzt alle anfangen, sich selbst zu behandeln?

I.

EINLEITUNG

Wir sind alle Patienten

Bei mir war es mit 41 Jahren soweit. Ich bekam Burnout und konnte mir nicht helfen. Und das wollte schon etwas heißen. Ich war damals bereits Facharzt für Psychiatrie und Psychotherapie und Facharzt für Neurologie. Ich hatte bereits seit sechs Jahren meine eigene Privatpraxis in Hannover und davor mehr als zehn Jahre lang in Krankenhäusern gearbeitet. Ich hatte grade erst gebaut und ein kleines Kind. Hätte ich mich krankschreiben lassen, hätte ich kein Geld mehr verdient. Ich habe Antidepressiva genommen, die nicht gewirkt haben. Eine Psychotherapie war eine gute Idee, ich brauchte aber schnell Hilfe. Damals waren die Wartezeiten noch nicht so lange wie heute, aber dennoch beträchtlich. Und ich wusste als Therapeut am besten, dass es recht lange dauern konnte, bis eine nachhaltige Wirkung eintrat. Nur aus dieser verzweifelten Situation entstand die ganzheitliche Psychotherapie. Ich wollte wissen, wo meine ganze Kraft hin war und wie ich die wiederbekommen würde. Ich musste mir viel über Biochemie und Zellenergie aneignen, in einer Zeit, wo es kaum jemanden gab, der mir das beibringen konnte. Nicht die theoretische Seite. Die musste ich bereits im Studium lernen. Aber wie sich die Biochemie praktisch untersuchen und verbessern ließe. Ich habe mich mit meinem Labor getroffen und bin für meine Ideen ausgelacht worden. Erst später habe ich eine Stelle gefunden, die meine Wünsche erfüllen konnte und Untersuchungen bis auf Zellebene macht und auch Neurotransmitter bestimmen konnte. Dieses kleine Labor ist mittlerweile ein riesiger Laden. Über das Labor habe ich Gleichgesinnte getroffen, meist Internisten. Als Neurologe und Psychiater stehe ich bis heute immer noch alleine da. Wir haben uns ausgetauscht, Workshops in den USA besucht, dieselben Bücher gelesen, und dann kamen die ersten Fortbildungen. Mit drei Teilnehmern – und eine war die Putzfrau der Praxis. Wäre es mir selbst nicht so schlecht gegangen, hätte ich die Motivation, das alles zu lernen, kaum aufbringen können. Meine Neurotransmitter waren im Keller, der Darm kaputt, die Hormone entgleist und die Stresswerte ausgebrannt. Der Darm ist heute noch nicht wieder so richtig in Ordnung, und wenn ich nicht aufpasse, rutschen meine anderen Werte auch wieder ab. Der Job eines Therapeuten ist anstrengender, als man glauben könnte. Ich sage zwar gerne, dass ich beruflich mit guten Freunden zusammensitze, Kaffee trinke und über das Leben plaudere – was sollte daran schon anstrengend sein? Hätte ich auch nie gedacht, ist es aber.

Am Anfang habe ich von den Kollegen sehr viel Gegenwind bekommen. Wenn man Sachen untersucht, die im Studium nur am Rande Thema waren, kommt man schnell in den Verdacht, Esoterik zu betreiben. Und wenn die Behandlung wirkt und langjährig kranke Patienten plötzlich gesund sind, wird es ja nicht besser. Da muss sich der arme Hausarzt dann Vorwürfe anhören, warum er das nicht gleich gemacht hat. Kann er ja auch nichts dafür. Mit Aufklärung, Zusammenarbeit und Geduld habe ich Vertrauen gewonnen – inzwischen überweisen mir die Ärzte nicht nur Patienten, sondern auch ihre Angehörigen.

Aller Anfang stinkt

Es war nicht das erste Mal, dass ich mich neu erfinden musste. Ursprünglich wollte ich immer Sportarzt und Orthopäde werden. Angefangen habe ich aber in der inneren Medizin, im Burgfeld-Krankenhaus in Kassel. Dorthin wurden zu Beginn der Ferien die Menschen aus den Altenheimen geschickt, damit die Betten in den Heimen während der Ferien neu vermietet werden konnten. Da jeder Altenheimbewohner meist auch nicht besonders gesund ist, war es nicht besonders schwer, sie zur Kontrolle oder Einstellung ins Krankenhaus zu überweisen. Das Kassensystem war damals wohl noch etwas anders. Heute muss man mit schwerem Herzinfarkt schon nach ein paar Tagen das Krankenhaus verlassen. Meine typischen Patienten mussten mehrfach täglich gefüttert und gewindelt werden und konnten sich nicht verständig machen. Der Gestank auf dieser internistischen Station war nicht von dieser Welt. Leider war es zu diesem Zeitpunkt schon zu spät, um noch BWL zu studieren und was Vernünftiges zu werden.

Mit Patienten nicht reden zu können und ihnen medizinisch auch nicht helfen zu können war das genaue Gegenteil von dem, was ich mir vorgestellt hatte. Ich wollte mit Patienten in Austausch kommen, etwas bewirken und möglicherweise auch mal Dankbarkeit spüren. Das Letztere war meinem jungen Alter geschuldet. Irgendetwas musste man ja bekommen, Geld und Freizeit waren es schon mal nicht. Um aus dem Nähkästchen zu plaudern: Im ersten Jahr als Arzt im Praktikum bekam ich für 70 Stunden Arbeit pro Woche 500 DM. Für die Jüngeren unter uns: Das sind 250 Euro. Im zweiten Jahr 500 Euro. Dann fünf Jahre lang 1786 Euro netto. Irgendwann habe ich nach zehn Jahren am Ende 2500 Euro bei ca. 70 Stunden bekommen. Als unverheirateter Arzt war das okay, und für eine Beziehung hatte man eh keine Zeit. Man dachte immer, dass man später in einer eigenen Praxis so viel verdient, dass das die ganzen Jahre ausgleicht. War in den Neunzigerjahren auch so, nur nicht mehr, als ich später so weit war. Mit 50 und als Inhaber einer der größten Privatpraxen in Hannover habe ich ein gutes Gehalt, über das trotzdem jeder VW-Manager lachen würde. Tun sie wirklich, die sitzen ja mit ihrem Burnout bei mir, und wir tauschen uns aus. Man geht davon aus, dass die Hälfte aller Medizinabsolventen irgendwo in der

Wirtschaft landen und die andere Hälfte im Ausland. 70 Prozent aller Ärzte sind wie ich Mitte 50 und älter. Da geht hier in ein paar Jahren das Licht aus.

Schrauben im Blut

Ich wollte also mit jüngeren Patienten zu tun haben, die sich mitteilen können und wo man medizinisch noch etwas bewirken kann. Sportler schienen mir damals genau das Richtige. Um Sportarzt zu werden, musste man Chirurg oder Orthopäde werden. Also operierte ich. Bei einer meiner ersten Operationen arbeitete ich mit einem älteren Oberarzt zusammen, und wir flickten eine Wirbelsäule zusammen. Der Oberarzt war nervös und ließ immer wieder Schrauben ins OP-Gebiet fallen. Bei so etwas stehen sehr viele Menschen um den Tisch herum und beobachten einen. Daher ist die Nervosität verständlich. Und eine Schraube in einem halben Liter Blut und Gewebe wiederzufinden ist auch nicht so leicht, wie es klingt. Wenn man die Schraube einfach drin lässt und die nächste nimmt, sieht der Patient auf dem Röntgenbild aus wie nach einer Schrotschussverletzung. Ich wollte dem Oberarzt helfen, weil er mit jeder Schraube nervöser wurde. Also nahm ich ihm den Schraubenschlüssel ab, zog die restlichen Schrauben fest und reichte ihm den Schlüssel zurück. Bis zu meinem Entlassungsgespräch mit dem Chefarzt habe ich mir ernstlich nichts dabei gedacht. Dort lag meine Kündigung auf dem Tisch und die offizielle Beschwerde daneben. Der Chefarzt fing ernst an – und brach dann in schallendes Gelächter aus. Bereut hat er nur, dass er nicht persönlich dabei war. Laut Abrechnung war er es zwar – aber leider halt nur im finanziellen Geiste. Er bot mir einen festen Vertrag an, und meine Chirurgenkarriere schien gesichert.

Blond schlägt Begabung

Meine Doktorarbeit machte ich schon eine ganze Zeit lang im Bereich der Sportmedizin und untersuchte die Auswirkungen von Sport auf Schlaf und Erholung. Ein Thema, das mich heutzutage jeden Tag begleitet. Die Untersuchungen der Sportler fanden im Schlaflabor statt, das der Psychiatrie unterstellt war. Ein bekannter Professor bot mir dort an, meine Karriere als Wissenschaftler zu fördern, wenn ich von der Chirurgie zur Psychiatrie wechseln würde. Ohne solche Beziehungen war es damals sehr schwer mit der Karriere, von daher war diese Art der Förderung ein Glücksfall für mich. Ich wechselte zur Psychiatrie, arbeitete eine Zeit lang im Schlaflabor und freute mich auf meine reservierte Stelle als Arzt auf einer Station. Die habe ich nur nicht bekommen. Denn genau dieser Professor hatte neben der Förderung vielversprechender Talente noch eine zweite Leidenschaft. Meine Freundin Sarah holte mich von der Arbeit ab. Sie war ebenfalls Medizinerin und hatte sich an diesem Tag die langen, braunen Haare blond gefärbt. Sie begegnete meinem Professor, der sehr begeistert von ihr war und ihr schon nach fünf Minuten Small Talk meine Stelle anbot. Als sie mir begeistert davon erzählte, dachte ich noch, dass es möglicherweise noch eine zweite Stelle gab. Gab es aber nicht, und ich stand auf der Straße.

Banane an der Leine

Statt an dieser Stelle wieder zur Chirurgie zurückzugehen, wollte ich die Sache durchziehen. Klingt doch logisch. Wer fängt nach einem Jahr schon von vorne an, wo er nur noch 40 Jahre vor sich hat? Und irgendwo glaubte ich immer noch, was mir gesagt wurde: dass ich ein Talent für Psychotherapie hatte. Ein anderer

Oberarzt der Klinik wollte die Chance ergreifen und bot mir eine Stelle in der Angstambulanz an. Er selbst war sehr nett, und die Ambulanz hatte einen ausgezeichneten Ruf. Dennoch hätte dies bedeutet, mich die nächsten Jahre ausschließlich mit einem einzigen Krankheitsbild zu beschäftigen. Mein Freund hatte sich für diesen Weg entschieden. Er gab Patienten eine Leine mit einer Banane in die Hand, und sie mussten damit durch die Innenstadt wandern. Dabei taten sie so, als sei dies ein Hund und verringerten somit ihre Agoraphobie, ihre Angst vor Peinlichkeit, ihre Selbstachtung und ihren guten Ruf. Ein Spektakel war es aber allemal. Ihn habe ich 20 Jahre später bei der Gründung des Referats Sportpsychiatrie wiedergetroffen, und er hat immer noch in der Angstambulanz gearbeitet. Für meinen Vater wäre dies die absolute Traumkarriere, dort in Rente zu gehen, wo man als Auszubildender anfängt. Aber ich habe nach 20 Jahren den Bogen zum Sport wiedergefunden, nur diesmal aus der Perspektive der Psyche.

Miraculix der Antidepressiva

Ein Psychiatrieprofessor aus Hildesheim hielt in Göttingen Vorlesungen, und über Kontakte bewarb ich mich bei ihm. Er lobte mich vor den anderen Ärzten der Hildesheimer Klinik dermaßen, dass die mich schon vor meinem Eintreffen hassten. Hätte ich auch getan. Hier prallten zwei Welten aufeinander. Ich, der ich theoretisch alles über Medikamente wusste und jede Studie gelesen hatte. Und Oberärzte, die jedes Medikament so oft gegeben hatten, dass sie jede Wirkung und Nebenwirkung aus der Erfahrung kannten. Bei der Visite kam es mir vor, als würde ich Miraculix bei der Arbeit zusehen. Man nahm eine Prise von diesem Medikament, dann einen Hauch von jenem und ein Quäntchen von einem anderen. Das verrührte man, und nach drei Monaten wurden die Patienten gesund. Zumindest, bis sie nach einiger Zeit erneut vor der Tür standen. Die Erklärung dafür wurde auch gleich mitgeliefert: Depression ist eine phasenhafte Erkrankung, die regelmäßig wiederkehrt. Heute weiß ich, dass ich oft mit Antidepressiva nur eine kurzfristige Erhöhung des Serotoninspiegels auf Kosten der langfristigen Reserven vornehme. Wenn die Antidepressiva also wieder abgesetzt werden – und das sollten sie irgendwann –, fallen die Patienten auf ihr ursprüngliches Level von Glückshormonen zurück. Oder sogar tiefer. Gleichzeitig schickt man sie nach der Klinik in genau das Umfeld zurück, das die Depression ausgelöst hat, ohne dass sich hier etwas geändert hat. Und in ihrem Denken und der Persönlichkeit hat sich schon gar nichts verändert. Albert Einstein soll gesagt haben: »Die Definition von Wahnsinn ist es, immer das Gleiche zu tun und zu hoffen, dass ein anderes Ergebnis dabei herauskommt.«

Therapie im Minutentakt

Wer von euch jetzt anmerkt, dass man auf einer psychiatrischen Station ja auch therapeutische Gespräch führt, hat natürlich nicht Unrecht. Wir hatten damals für vier Stationen mit jeweils 26 Patienten sechs Ärzte. Einer war immer im Urlaub oder krank, und einer hatte immer nach dem Nachtdienst frei. Also ein Arzt für 26 Patienten. Wenn ich eine Therapiestunde pro Patient pro Woche ansetze, hätte ich bei meiner 38,5-Stunden-Woche noch 12,5 Stunden übrig. Jeden Morgen hatten wir aber bereits 30 Minuten Konferenz, 30 Minuten Blutabnehmen, was nur die Ärzte durften. Dann mittags eine Stunde Sektorkonferenz und zwei Stunden Visite, wo Medikamente an- und abgesetzt wurden. Ich hatte das Glück, dass wir damals nur eine Stunde pro Tag Zettel für die Krankenkassen ausfüllen mussten, um die Kosten zu beantragen. Heutzutage verbringt man gerne den halben Tag damit. Also blieb vielleicht eine Stunde pro Woche für einen Patienten übrig. Da durfte aber auch nichts dazwischen kommen. Wenn ich mit den Kollegen von damals rede, versichern die mir, dass es statt sechs Ärzten heute nur noch einen gibt, und der kann kein Deutsch. Auf manchen Stationen setzen die Krankenschwestern Medikamente an, weil sie monatelang keine Ärzte sehen. Mir fiel das schwer zu glauben, weil es viel zu verrückt klingt.

Zehn Jahre später war ich als Gutachter in meiner alten Klinik. Auf der geschlossenen Station traf ich Sandra, die Pflegeleitung dieser Station. Ich habe mich mit ihr immer sehr gut verstanden. Nach zehn Minuten kam eine andere Schwester, sagte die Besuchszeit sei vorbei, und führte Sandra in ihr Zimmer. Sie war Patientin auf ihrer eigenen Station! Mir wurde erklärt, die Belastung als Krankenschwester sei für Sandra zu groß geworden. Hut ab für jede Pflegekraft, die unter dieses Umständen Patienten helfen möchte und dabei die eigene Gesundheit riskiert!

Die Lachnummer mit Vitamin C

Jeder von uns hatte damals den Gedanken, dass man den Patienten auch irgendwie besser helfen muss. Dass Medikamente geben und abwarten nicht alles sein kann. Mein Chef schockierte mich, als er in der Visite sagte, er diskutiert mit mir nicht über Medikamente, die helfen sowieso nicht. Der hatte so richtig den Glauben verloren. Tun sie natürlich. Antidepressiva helfen sehr gut, auch wenn sie nicht an der Ursache ansetzen. Man kann von einem Medikament nicht verlangen, dass es den Job oder die Beziehung verbessert. Oder die Gene oder die Darmbakterien. Es ist halt viel komplizierter, als nur eine Tablette zu geben.

Dass ich heute immer noch nach Verbesserungen der Behandlungsmöglichkeiten suche, hatte seinen Ursprung in dieser Zeit. Damals hatte ich auch schon gute Ideen, aber es gab keine Möglichkeiten, sie umzusetzen. So wollte ich bei Patienten auf der Intensivstation Vitamin C gegen die ständigen Harnwegsentzündungen geben. Patienten mit Katheter haben fast alle Infekte, weil die Bakterien durch den Gummischlauch gut in die Blase wandern können. Daher bekommen sie regelmäßig Antibiotika, bis sie keine Darmbakterien mehr haben und gefährliche Keime wie Clostridien den Darm überwuchern. Vitamin C sollte daher nicht nur das Immunsystem stärken. Wenn man mehr Vitamin C gibt, als der Körper aufnehmen kann, wird es über die Nieren ausgeschieden. Weil es eine Säure ist (Ascorbinsäure) und Bakterien Säure schlecht vertragen, haben es die Bakterien viel schwerer. Leider kam ich nicht bis zu diesem Teil der Erklärung, weil mein Chefarzt einen Lachanfall bekam. Als er sich beruhigt hatte, erklärte er mir, selbst wenn er es genehmigen sollte, würde das Vitamin C nicht von den Kassen bezahlt, die Antibiotika allerdings schon. 20 Jahre später gibt es immer noch kaum Studien, die meine damalige These belegen. Bei schwangeren Frauen konnte die Wirkung gut nachgewiesen werden. Sonst hat es aber nie jemand probiert. Oder es hat jemand probiert und es hat nicht gewirkt. Ich werde es wohl nicht mehr herausbekommen.

In der Klinik bekamen Patienten etwas Ruhe von ihrer Arbeit und der Familie und konnten dann ähnlich wie nach einem Urlaub gestärkt in ihr altes Leben zurückkehren. Mein Chef sagte, wir geben Antidepressiva, um die Zeit zu überbrücken, bis die Patienten von alleine gesund werden. Früher war ich von allen Vorgaben der Industrie überzeugt, daher fand ich diese Aussage unmöglich. Auch heute stimmt es nicht, da Antidepressiva sehr gut helfen können, wenn jemand gut in der Lage ist, sein Serotonin selbst zu bilden und sich in einer Krise befindet. Die Antidepressiva stabilisieren ihn, bis die Krise vorbei ist und er einen neuen Job oder eine neue Freundin hat. Falls aber jemand körperlich Schwierigkeiten hat, selbst Serotonin zu bilden und daher ohne großen Auslöser depressiv wird, wird sich die Situation nach drei Monaten auch nicht verändert haben.

Im Extremfall nahm ich in der Klinik während eines Nachtdiensts sechs neue Patienten auf und kannte fünf davon mit Vornamen. Eine Dame mittleren Alters kam jeden zweiten Abend zur Aufnahme vorbei. Ein anderer Patient schaffte es auf 250 Krankenhauseinweisungen pro Jahr. Mit jedem neuen Patienten ist man in der Nacht ca. zwei Stunden beschäftigt, selbst wenn man ihn gut kennt. Manche Patienten waren so oft da, dass es bis Ende der Neunzigerjahre überhaupt keinen Sinn machte, sie nach Hause zu schicken. Deswegen gab es Langzeitstationen, wo Patienten behandelt wurden und quasi zu Hause waren. Krankenkassen hatten damals noch wirklich viel Geld. Man sah es an den Gewölben unter der Klinik, die voller neuer Küchen und Geräte standen. Wurde das Budget in einem Jahr nicht ausgeschöpft, drohte im nächsten eine Kürzung. Das wollte man natürlich nicht riskieren. Also wurden Küchen oder andere Anschaffungen eingelagert. Wenn ich eine alte Akte aus dem Archiv holte, lief ich an so vielen neuen Küchen vorbei, dass jedes Möbelhaus vor Neid erblassen würde. Das mit den Medikamenten war also irgendwie unbefriedigend. Daher versuchte ich mich auf den psychotherapeutischen Teil einer Behandlung zu konzentrieren. Der kam auf den Normalstationen zu kurz, aber wir hatten auch psychotherapeutische Stationen. Hier wurde streng zwischen den Therapieverfahren unterschieden. Es gab viele verschiedene, jede war die einzig richtige. Hat einen irgendwie an Religion erinnert. Hauptsächlich unterschied man tiefenpsychologische und verhaltenstherapeutische Psychotherapie. Entweder wurde über die Eltern und Familiengeschichte geredet. Dadurch wusste man irgendwann über die

Hintergründe des eigenen Handelns Bescheid. Wie man es ändern sollte, blieb aber jedem selbst überlassen.

Verhaltenstherapie hat damals überhaupt keinen Wert darauf gelegt, wo etwas herkam. Ein falsch erlerntes Verhalten wurde einfach neu gelernt. Angst vor dem Busfahren? Also den ganzen Tag Busfahren, auf einen Turm steigen, an die Kasse stellen oder peinliche Sachen machen. Hierdurch wurden die Symptome schnell besser, und die Behandlung war sehr konkret. Manchmal hat sich aber die Ursache ein anderes Symptome gesucht. Und das musste man dann wieder abtrainieren. Wenn ein Patient beispielsweise zu viel Stresshormone bildet, bekommt er ein inneres Gefühl von Anspannung oder sogar Angst. Jeder Mensch versucht sich diese Angst irgendwie zu erklären und greift dabei meist auf die naheliegendste Lösung zurück. Kommt die Angst beim Autofahren, muss es am Auto liegen. Das kann sich bis zu einem Panikanfall steigern, der dazu führt, dass der Patient sich nie wieder ans Steuer setzt. Wenn er jetzt mithilfe eines Fahrlehrers das Autofahren trainiert, geht es ihm dabei wieder besser. Wenn die erhöhten Stresshormone als Ursache aber einen Tag später beim Busfahren auftreten, geht alles von vorne los. Ich hatte einen Patienten, der nach einem stressigen Arbeitstag an der Bushaltestelle Panik bekommen hat. Er hat dann diese Bushaltestelle gemieden und konnte auch Jahre später nicht mehr durch diese Straße laufen. Oder jemand glaubt, dass die Aufregung durch ein schwaches Herz oder einen unentdeckten Tumor kommen müsste, und lässt alle zwei Tage vom Hausarzt ein EKG machen. Jeder Hausarzt kennt solche Patienten, das ist keineswegs selten.

Verschwindet der Stress als Ursache, kann es sein, dass die Symptome aus reiner Gewohnheit trotzdem bleiben. Die Leute können immer noch nicht Auto fahren, obwohl es ihnen wieder gut geht. Erst jetzt nach Ausschaltung der Ursache kann man die Symptome abtrainieren. Und dann kommen sie auch nicht wieder.

Die gute Nachricht ist, dass viele Kollegen in der Psychotherapie meine Ansicht teilen und sich die Verhaltenstherapie hier stark weiterentwickelt hat. In der dritten Welle der Verhaltenstherapie finden sich zahlreiche gute Ansätze, in denen Ursachen und Hintergründe von Symptomen wieder beachtet und integriert werden. Da sind wir meiner ganzheitlichen Psychotherapie doch schon ein ordentliches Stück näher gekommen.

Die Legende vom kleinen Blutbild

Was jetzt noch fehlt, ist die Verbesserung der körperlichen Situation. Vor der Behandlung einer Psychotherapie ist es gesetzlich vorgeschrieben, körperliche Ursachen auszuschließen. Daher müssen psychologische Psychotherapeuten jeden Patienten zum Hausarzt schicken, der alle möglichen Ursachen untersuchen sollte. Leider sieht das in der Praxis so aus, dass die Leber- und Nierenwerte gemessen werden. Dann noch das große Blutbild, welches genauen Aufschluss über die Zusammensetzung und Größe der roten und weißen Blutkörperchen liefert. Ständig kommen Menschen in die Praxis mit dem Spruch, dass der Arzt sogar das große Blutbild bestimmt hätte, aber alles in Ordnung sei. Daher noch mal im Detail: Kleines Blutbild ist die Bestimmung von roten und weißen Blutkörperchen, Blutplättchen, die Größe des roten Blutkörperchens und die Konzentration des roten Farbstoffs in ihnen drin. Das große Blutbild umfasst zusätzlich die Messung der unterschiedlichen Arten von weißen Blutkörperchen. Nichts davon hat etwas mit Depressionen zu tun. Es ist ein Trick, um Patienten ein gutes Gefühl zu geben. Mit etwas Glück untersucht der Arzt Vitamin D oder Vitamin B12. Wahrscheinlich TSH als Orientierung für die Schilddrüse. Noch häufiger wird gar nichts untersucht. Und nicht, weil sie darauf keine Lust hätten, sondern weil die Werte teuer sind. Ein einzelnes Vitamin kostet 10–20 Euro, je nach Labor. Ein Kassenhausarzt darf im Durchschnitt pro Patient und Quartal (3 Monate) 12–15 Euro für Labor ausgeben. Gibt er mehr aus, wird die Differenz gekürzt oder mit Honorarabzug sanktioniert. Das ist dann der gefürchtete Regress. Das System ist unübersichtlich, die Beträge wechseln, und die Höhe der Regresse, von denen man hört, sind recht hoch. Dieses System ist für junge Ärzte eine große Abschreckung und ein wichtiger Grund, sich nicht niederzulassen. Neben bürokratischer Überforderung, hoher Arbeitsbelastung und der Ungewissheit über den Verdienst. Eigentlich kein Wunder, dass viele unserer Ärzte lieber in die Schweiz gehen.

Das andere Problem ist, dass man als Mediziner von Vitaminen, Mineralien, Aminosäuren oder Ernährung keine Ahnung hat. Im Studium habe ich nur den einen Satz über alle diese Nahrungsbestandteile gelernt: »Wenn man sich halbwegs gut ernährt, hat man alles, was man braucht!« Wenn ihr es nicht weitersagt, verrate ich euch, dass ich das auch lange Zeit genauso nachgeplappert habe. Schäme ich mich heute noch! Wenn ich junge Ärzte frage, hat sich das bis heute nicht groß verändert.

Ich stand also vor der Aufgabe, mir dieses Wissen selbst beibringen zu müssen. Leider habe ich nicht gerne Chemie oder Biochemie gelernt. Den Zitronensäurekreislauf auswendig lernen war furchtbar trocken und sehr schwer zu behalten. Also habe ich mir jemanden gesucht, der bereits sehr früh diese Art der Medizin praktizierte. Und da gab es nicht besonders viele. Zufällig fand ich jemanden in der Nähe. Ich übernahm die Psychotherapie, er die Suche nach körperlichen Mitbeteiligungen. Schon damals war es erstaunlich, wie genau man das Gehirn untersuchen konnte, um Problemen auf die Spur zu kommen. Hier hat eine Untersuchung aber schon mal 100–400 Euro gekostet. Seitdem bin ich viel damit beschäftigt, die Kosten zu drücken, ohne viel an Qualität zu verlieren. Das Labor hält dagegen und erhöht fleißig die Preise, aber wer tut das gerade nicht? Mein Kollege war leider weniger an geistiger als an finanzieller Gesundheit interessiert, und zwar an seiner eigenen. Daher ging diese Beziehung recht schnell wieder auseinander.

Somit blieb mir nur eine Möglichkeit: Ich musste selbst zum Experten werden! Und ich hatte überhaupt keine Lust darauf. Das Thema schien so unüberschaubar groß, dass ich nicht einmal wusste, wo ich anfangen sollte.

Meine Freundin Andrea hatte eine Praxis in Hildesheim und unterstützte mich sehr. Einige der damaligen Flipcharts zeige ich aus nostalgischen Gründen heute noch. Auch Robert aus Hildesheim half mir viel und bot mir eine Ausbildung an – meine erste offizielle Qualifikation, nachdem ich mir zuvor Wissen von Ärzten in Deutschland und den USA zusammengesucht oder telefonisch erfragt hatte. Ich lernte, dass man diese Art der Medizin »funktionell« nannte. Weil man sich wohl dafür interessiert, wie die Zellen und damit der Körper funktionieren. Die übliche Medizin versucht nicht, die Funktion des Körpers wiederherzustellen, sondern zu verändern. Ich habe Schmerz und schalte das Schmerzempfinden durch Ibuprofen aus. Ich unterdrücke das Immunsystem durch Cortison, nehme einen Blinddarm heraus oder hemme die Serotoninaufnahme. »Funktionell« will die ursprüngliche Funktion des Körpers wieder herstellen, habe ich auf diese Weise gelernt. Indem man herausfindet, warum etwas nicht funktioniert, und es wieder in Gang bringt. Warum kann der Darm keine Nährstoffe aufnehmen? Warum werden die Serotoninspeicher nicht wieder aufgefüllt? Warum funktioniert das Immunsystem nicht richtig, und kann man es unterstützen? Ist in etwa wie beim Chemiebaukasten. Für Serotonin braucht man Tryptophan als Aminosäure, dazu Zink, Vitamin B6, Folsäure, und dann muss es über Sport in den Kopf gebracht werden. Das ist einer der Gründe, warum uns Sport auch geistig guttut. Fehlt einer dieser Bausteine, hat das System Schwierigkeiten. Stoffe werden langsamer oder auch gar nicht gebildet.

Von der Existenzangst vollgas in die Überlastung

Und natürlich hat alles zwei Seiten. Wie beim Portemonnaie: Wenn ich pleite bin, kann es daran liegen, dass ich zu wenig verdiene oder zu viel ausgebe. Oder beides. Fehlt mir Energie, kann es auch daran liegen, dass ich zu viel verbrauche oder zu wenig bilde. Wenn ich zu viel verbrauche, muss ich mit Verhaltenstherapie meine Energieausgaben in den Griff bekommen. Und wenn ich ein notorischer Verschwender bin und nicht gelernt habe, mit Geld oder geistiger Energie umzugehen, dann ist das kein Verhaltensproblem, sondern ein tiefenpsychologisches. Dann muss ich die Regeln, nach denen ich lebe und Geld ausgebe, verbessern. Diese Seite der Behandlung ist oft die Schwierigste, lohnt sich aber am meisten. Über vier Jahre habe ich gebraucht, um das nötige Wissen zusammenzutragen. Erst dann konnte ich die psychotherapeutischen und die körpermedizinischen Anteile der ganzheitlichen Psychotherapie selbst übernehmen. Und wenn ich sehe, wie schnell Menschen dadurch gesund werden, hat sich das alles gelohnt.

Nur mein Steuerberater ist nicht zufrieden. Er sagt, dass ich mit der klassischen Therapie mit jedem Patienten zwei Jahre gearbeitet habe anstatt heute nur drei Monate. Er freut sich, dass durch mich das Labor und die Apotheken so viel verdienen. Aber ich verdiene dadurch pro Patient ja nur einen Bruchteil von früher. War ich ganz schön perplex. Der Schreck war nur von kurzer Dauer, weil sich meine Behandlungsweise schnell herumsprach und ich viele neue Patienten bekam, die das mehr als ausgleichen konnten. Manche Kontakte verlor ich aber auch, weil meine neue Art zu arbeiten vielen Kollegen doch zunächst suspekt vorkam.

Abgesehen von der zusätzlichen Ausbildung habe ich einen Vorteil, den meine Kollegen nicht haben. In einem therapeutischen Setting habe ich für jeden Patienten eine Stunde Zeit. Und während ein Patient eine Stunde über seine Angst vor einem Herzinfarkt oder seine Kopfschmerzen spricht, habe ich auch eine Stunde Zeit, mir über die Kopfschmerzen Gedanken zu machen. Zeit ist in der Medizin unglaublich wertvoll. Ich schlage in Büchern nach und google viel. Manchmal nehme ich mir die Zeit und rufe einen Kollegen an, der Experte auf diesem Gebiet ist, und frage den nach seiner Meinung. Und ich habe viel mehr Geld für Laboruntersuchungen zur Verfügung, die die allerneuesten wissenschaftlichen Erkenntnisse widerspiegeln. Die Kassenärzte wurden in den letzten Jahrzehnten dazu gezwungen, immer schneller und billiger zu arbeiten. Wer erinnert sich an die Achtzigerjahre, als Ärzte noch bei kranken Kindern Hausbesuche machten? War damals bei uns üblich. Ein Hausbesuch bringt heute 20,52 Euro. Bei Privatpatienten 52,90 Euro. Dafür muss ein Arzt eine Stunde die Praxis dichtmachen und sollte besser nicht mit dem Taxi fahren. So betrachtet ist meine Arbeitsweise absoluter Luxus. Wenn man auf diese Weise aber eine Krankheit behandeln kann, die ansonsten jahrelange Arztbesuche und Medikamentengaben nötig macht und eventuell zur Erwerbsunfähigkeit führt, klingt es schon nicht mehr ganz so schlimm.

Als ich im Jahre 2006 die Praxis eröffnete, haben die Patienten nicht gerade Schlange gestanden. Im ersten Monat hatte ich gerade mal einen Patienten. Und den hat mir meine Schwester besorgt, ohne dass der genau wusste, was ich von ihm wollte. Im zweiten Monat waren immerhin schon zwei Patienten da. Für jemanden, der gerade einen Sohn bekommen hatte und einen ordentlichen

Gründungskredit aufnehmen musste, kann das schon eine nervliche Belastung sein. Erst neun Monate später verdiente ich zumindest so viel, dass die Kosten gedeckt waren. 2011 konnte ich in eine größere Praxis umziehen, die immerhin schon 90 Quadratmeter hatte. Und während der Coronakrise zogen wir in eine der schönsten Villen in Hannover mit 400 Quadratmetern. Weil ich damals mehrere Anfragen von Chef- und Oberärzten psychotherapeutischer Kliniken aus dem Umfeld von Hannover hatte, die gerne bei mir arbeiten wollten, gründete ich eine Zweitpraxis direkt in der Nähe, sodass wir im Moment 12 Ärzte und Psychologen auf 800 Quadratmetern Praxis haben.

Hirn, Körper & Chaos im Griff

Experten in eigener Sache

Das Ziel meiner Behandlung besteht darin, jeden von euch zum Experten seiner eigenen Erkrankung zu machen. Ich bin der Experte für jede Erkrankung, und ihr solltet zumindest Experte für eure eigene sein. Was den Vorteil bietet, dass ihr euch plötzlich auftretende Symptome sofort erklären könnt und gleich wisst, was zu tun ist. Sollten Symptome auch nach Jahren noch mal auftreten, wisst ihr immer noch sofort, was zu tun ist. Außerdem nimmt es sehr viel Angst, wenn man weiß, was im eigenen Körper los ist. Immer wieder höre ich Sätze wie: Ich wünschte, ich hätte zwei gebrochene Arme, anstatt so etwas! Nur weil man viel leichter erfassen kann, worum es bei gebrochenen Armen geht. Depressionen oder Phobien sind eher schwer zu begreifen und machen daher Angst. Wenn das Grundproblem aber Angst oder Stress ist, verschlechtert es leider die Problematik. Daher erkläre ich so viel. Eine Patientin sagte neulich: »Ich hatte eine schlimme Panikattacke wie immer. Und dann dachte ich mir, wahrscheinlich ist mein Serotonin wieder sehr niedrig, weil ich so viel gearbeitet hatte und jetzt auch noch meine Mutter anrief. Das steigert sich jetzt zehn Minuten, und ich atme mit der Sechs-zu-vier-Methode, dann geht es gleich wieder vorbei. Es war, wie mir selbst von außen bei einer Panikattacke zuzusehen. Und dann war sie schon nach fünf Minuten vorbei!«

Panik hat es schwer, wenn man dabei ruhig bleiben muss – und genau diese Ruhe kostet Zeit, die in einer normalen Praxis oft fehlt. Ärzte haben selten Gelegenheit, die Hintergründe zu erklären: Patienten schildern ihre Symptome, der Arzt gibt ein Rezept, und das war's. Ein besonders anschauliches Beispiel dafür zeigt meine Lieblingsserie *»Doc Martin«:* Der leicht autistische Arzt wird sofort ungeduldig, sobald Patienten ins Plaudern geraten, reicht das Rezept und schickt sie raus – woraufhin diese es wütend wegwerfen. Am Ende werden sie dann in letzter Sekunde gerettet und müssen dem Doc auch noch dankbar sein.

Rechner, Software und Chaosanwender

Dieses kleine Schauspiel verdeutlicht: Wer versteht, was passiert, kann selbst viel besser zum Gelingen beitragen. Zeit in Aufklärung zu investieren lohnt sich also – für Arzt und Patient. Die ganzheitliche Psychotherapie besteht aus drei Teilen: Körper, Verhalten und Persönlichkeit. Mit Körper ist hier der ganze Körper, also auch das Gehirn und die Denkfunktionen gemeint. Der Körper ist die Hardware. Die Persönlichkeit ist die Software, und das Verhalten ist der Anwender vor dem Rechner. Der Rechner ist mittlerweile veraltet. Speicher ist knapp, und es wurden schon lange keine Updates mehr gemacht. Der Anwender kennt nach vielen Jahren die Tücken und versucht, irgendwie drumherum zu kommen, weiß, welche Tasten fehlen oder klemmen und welcher Knopf einen Totalabsturz provoziert. Die Software wurde von sehr vielen verschiedenen Programmierern geschrieben. Die haben sich das Programmieren entweder selbst beigebracht oder bei ihren Eltern abgeschaut. Die zusammengeschusterte Software ist wenig anwenderfreundlich, aber zugleich unglaublich vertraut im Umgang. Die Einstellungen wurden zuletzt im sechsten Lebensjahr verändert, einige Programme haben noch nie funktioniert, und manche Menüpunkte werden vermieden, weil der Rechner dabei früher öfter abgestürzt ist. Im Laufe der Zeit werden nur noch die Standardfunktionen der Software verwendet und keine Experimente mehr gemacht.

Wenn man jetzt diesen Anwender vor seinem Rechner sieht, weiß man nicht, wo das Problem liegt. Als Chef sehe ich, dass er seine Arbeit nicht hinbekommt. Als Freundin oder Freund sehe ich, dass er sich merkwürdig verhält, nicht glücklich, ständig überlastet und müde ist. Man kann von außen nicht erkennen, ob es am Anwender liegt, der Rechner kaputt ist, oder ob die Software ein Update braucht. Möglicherweise alles drei. Die meisten Menschen schlagen sich mit ihrem Uraltrechner und der alten Software irgendwie durchs Leben. Sie kennen die Probleme damit, glauben aber nicht, dass man da noch etwas machen kann. Oder sie halten es nicht für nötig, weil es anderen da »draußen« schlechter geht als ihnen selbst. Oft glauben sie sogar, alles richtig zu machen, weil sie sich an ihre inneren Regeln halten. Oft sind sie auf ihre Regeln, ihre alte Software sogar besonders stolz. »Ich kann so müde und kaputt sein, wie ich will. Wenn ich nach Hause komme, muss ich erst mal alles auf Vordermann bringen!« – »Ich könnte mich nie hinsetzen, wenn das Geschirr noch herumsteht oder der Boden gesaugt werden müsste! Ich bin doch kein Faulenzer!« Solche Sätze höre ich wirklich häufig. Dann schauen mich die Patienten erwartungsvoll an und freuen sich schon auf ihr Lob! Die Hoffnung stirbt ja bekanntlich zuletzt. Diese Regeln kommen meist von den Eltern, denen es egal ist, ob ein Kind müde ist, Hauptsache das Zimmer ist aufgeräumt. Dann wurde das Kind gelobt und hat diese Regel fest verinnerlicht. Ist leider eine sogenannte Traumareaktion. Wer einst fürs Nichtstun bestraft wurde, behält es ein Leben lang: Ruhe ist verboten, solange irgendwo Arbeit wartet.

Das Gehirn ist im Dispo

Leider funktioniert der Körper nicht wie ein Konto. Auf einem Konto hebt man fünf Euro ab, zahlt fünf wieder ein, und das Konto stimmt. Beim Körper überlastet man das Bein fünf Minuten und darf es dann drei Tage hochlegen. Oder drei Wochen. Oder drei Monate, je nachdem, was passiert ist. Beim Kopf funktioniert es leider ganz genauso. Besser wäre es, erst auf das Konto einzuzahlen, dann abzuheben: Ich komme nach Hause, schlafe eine halbe Stunde und räume dann auf. Klingt doch viel vernünftiger. Die meisten Menschen, die lieber erst abarbeiten und dann schlafen, würden sich im Leben niemals Hilfe suchen. Warum sollten sie eine Therapie machen, nur weil sie aufräumen? Erst wenn dadurch ein Burnout ausgelöst wird. Oder die Beziehung den Bach runter geht, weil wir an den Partner die gleichen Ansprüche stellen wie an uns selbst. Und es nicht ertragen können, wenn der Partner sich ausruht, während ich es mir nicht gönne. Dann merken wir, dass etwas nicht in Ordnung ist. Dann machen wir aber immer noch keine Therapie. Wir führen einfach nur ein unglückliches Leben.

Wer macht hier meine Symptome?

Sollte jemand zu mir in Behandlung kommen, stehe ich natürlich genauso wie die Angehörigen vor dem System und weiß erst mal nicht, wo das Problem ist. Mein Lieblingsspruch ist: Die Persönlichkeit entscheidet, wie wir uns im Alltag verhalten. Und das Verhalten im Alltag entscheidet, wie es uns geht. Körperlich und geistig. Bin ich von der Persönlichkeit her Perfektionist und muss alles hundertprozentig machen, überlaste ich mich im Alltag und gönne mir keine Ruhe. Ich regeneriere damit weniger Energie, als ich verbrauche. Der Körper muss bald mittels Stresshormonen kompensieren. Das vertragen das Immunsystem und der Darm nicht, und es kommt zu vielen verschiedenen körperlichen Symptomen. Wenn ich rein tiefenpsychologisch die Persönlichkeit eines Patienten positiv verändere, werden langfristig die Symptome des Körpers besser. Wenn er z. B. weniger perfektionistisch wird, weil er erkennt, dass die Regeln im Elternhaus Quatsch waren. Ist sehr gründlich, dauert aber gerne ein bis zwei Jahre. Verändere ich nur das Verhalten, sind die Erfolge schon schneller zu erkennen. Ich trainiere mit dem Patienten, im Sessel sitzen zu bleiben, obwohl im Haus noch nicht alles fertig geputzt ist. Geht schneller, ist aber weniger gründlich. Weil es ihn quält und er stattdessen andere Betätigungsfelder für seinen Perfektionismus sucht. Irgendwas wird ihm da schon einfallen.

Zuerst der Körper – MAGA mal anders

In der Praxis der ganzheitlichen Psychotherapie fangen wir daher mit den körperlichen Symptomen an, dann kommt die Verhaltensveränderung, und dann erst beschäftigen wir uns mit der Persönlichkeit – und zwar erst, wenn für diese oft belastende Tätigkeit ausreichend Kraft da ist und die Patienten wieder gut schlafen und sich konzentrieren können. Solange es dem Patienten schlecht geht, graben wir keine Leichen aus der Vergangenheit aus.

Bereits in der zweiten Stunde suchen wir ausgiebig nach allen möglichen Ursachen für psychische Erkrankungen. Alles, was wir finden, wird auf eine gesunde Art behandelt. Gesund heißt: durch Vitalstoffe, also Vitamine, Mineralien, Aminosäuren und gesunde Fette. Richtige Medikamente geben wir hier nur sehr selten. Meist geht es den Menschen schon nach Tagen besser, es dauert aber oft Monate, bis alle Symptome völlig in Ordnung sind. Und gelegentlich, wie bei Darmproblemen, auch länger. In diesen drei Monaten schauen wir uns das Verhalten des Patienten an. Was passiert im Alltag, wo geht die Energie hin und wo kommt sie her? Wie es der Steuerberater machen würde: Wie viel wird verdient und wie viel ausgegeben? Im dritten Schritt, nach einer Stabilisierung, schauen wir uns an, welche Regeln er im Laufe seines Lebens gelernt hat und welche davon verändert werden sollten.

Wo steckt das Problem?

Fast immer finden wir Probleme in allen drei Bereichen. Es gibt nur wenige Ausnahmen, wo nur ein Bereich betroffen ist. Bei kurzfristigen Belastungen wie einer Trennung geht es uns sofort schlecht. Der Körper hält einige Zeit Stress schon aus, ohne kaputtzugehen. Daher finden wir in den körperlichen Untersuchungen maximal Erhöhungen der kurzfristigen Stresshormone. Einem solchen Patienten könnte ich auch Antidepressiva geben, die seine Spiegel an Glückhormonen kurzfristig erhöhen. Wenn es ihm nach ein paar Woche wieder besser geht, setze ich die wieder ab, und er kommt auch alleine mit seinem Leben klar.

Genauso gibt es Fälle, bei denen nur der Körper das Problem ist. Trotz genauer Anamnese finden wir bei diesen Patienten keine Auslöser im Alltag und keine Störungen in der Vorgeschichte. Jemand hat als Kind Antibiotika bekommen, hat daher zu wenig Laktobazillen oder Bifidobakterien und holt sich somit aus seiner Nahrung zu wenig Tryptophan als Grundbaustein für das Glückshormon Serotonin heraus. Er wird immer irgendwie depressiv sein, ohne dass etwas Besonderes im Alltag passiert sein muss. Es können auch Hormonstörungen oder Schilddrüsenprobleme sein oder viele weitere körperliche Erkrankungen, die sich auf die Psyche auswirken. Eine der seltensten Ursachen in meiner Praxis war das Post-Finasterid-Syndrom. Nach Einnahme eines Haarwuchsmittels kann es zu Störungen der Sexualfunktion, Störungen der Stimmung und der geistigen Leistungsfähigkeit kommen, die nach Absetzen des Medikaments nicht wieder verschwinden. Bei einer solchen Problematik kann ich natürlich jahrelang ohne Erfolg über die Kindheit sprechen. Viele von den Finasterid-Patienten hatten auch schon jahrelange Therapien und Psychopharmakabehandlungen hinter sich. Eine Coronainfektion kann genauso zu lang anhaltenden psychischen Erkrankungen führen wie die Nebenwirkungen einer Impfung, auch Post-Vac genannt. Und auch diese Patienten profitieren nicht von einer Aufarbeitung ihrer Kindheit. Na ja, tun sie doch. Jedem geht es besser, der sein Elternhaus und die Kindheit aufarbeitet, nur ist es in diesem Fall nicht die Ursache des Problems.

Ich bin der Meinung, dass es immer irgendeine Ursache für eine Depression gibt. Entweder körperliche Ursachen wie im letzten Fall, Verhaltensweisen des Patienten, die zu einer Depression führen oder Persönlichkeitsfaktoren, die es ihm schwer machen, glücklich zu sein. Für den Laien klingt das jetzt selbstverständlich. Jeder, der einmal in der Psychiatrie gearbeitet hat, wird das aber anzweifeln. Dort gibt es so viele Patienten, bei denen die Ursachen völlig unklar sind oder nach jahrelangen Psychiatriekarrieren weit in der Vergangenheit begraben sind. Ich habe in 24 Jahren privater Praxistätigkeit nicht einen einzigen Fall gesehen, wo nicht ganz klar war, wo die Erkrankung herkam. Manchmal sind Erklärungen schwer zu finden, wenn z. B. genetische Besonderheiten eine Rolle spielen. Es gibt Menschen, die Stresshormone nicht abbauen können. Normale Belastungen führen bei diesen Menschen zum Burnout, was von außen schwer zu verstehen ist. Oder Patienten, die genetisch eine starke Erhöhung ihrer MAO-A-Werte haben, ein Enzym, das Serotonin oder Dopamin zersetzt. Diese Patienten werden alleine dadurch immer zu wenig Antrieb, Motivation oder Stimmung haben, auch ohne dass im Leben groß etwas passiert.

Warum wir uns selbst manchmal das Leben schwer machen

Im Laufe des Lebens erlernen wir Regeln, nach denen wir uns in ähnlichen Situationen immer wieder verhalten. Die Summe dieser Regeln bestimmt unsere Persönlichkeit. In meiner Persönlichkeitsdefinition finden sich keine organischen Teile wie Intelligenz oder Aussehen. Diese sind eher dem Bereich Hardware zuzuordnen, also dem Körper. Diese Regeln können psychische Erkrankungen genauso verursachen wie körperliche oder verhaltensbedingte Themen. Stellen Sie sich vor, die Regeln eines Menschen lassen Glück kaum zu. Mein Lieblingsbeispiel ist hier das Millennial-Dilemma: Entweder arbeite ich viel, bin dadurch stolz auf mich, bekomme aber Burnout. Oder ich arbeite wenig, bekomme kein Burnout, fühle mich aber wie ein Faulenzer und Taugenichts und werde depressiv. Manche Regeln machen Glück unmöglich. Stellen wir uns vor, Eltern bestrafen ihr Kind, wenn es keine Eins schreibt. Vielleicht wollten die Eltern das Kind dazu erziehen, immer nur das Beste für sich zu erreichen und nicht mit weniger zufrieden zu sein. Vielleicht denken sich die Eltern aber auch nichts und wollen nur die eigene schlechte Laune am Kind ausleben. Das Kind kann maximal zufrieden sein, wenn es eine Eins schreibt. Nicht glücklich. Glücklich sind wir, wenn wir unsere Erwartungen übertreffen, das ist hier aber nur schwer möglich, weil es keine bessere Note gibt. Das Kind wird die hier gelernte Regel auch auf sein Leben übertragen. Nur wenn in einer Situation der bestmögliche Fall für diese Situation eintritt, wird der spätere Erwachsene überhaupt eine gewisse Zufriedenheit erreichen. Wahrscheinlich noch nicht mal glücklich sein, weil der beste Fall ja eine gewisse Selbstverständlichkeit ist. Klingt ein bisschen, als sei so etwas selten. Stattdessen haben wir das in der Praxis ständig. Menschen, die zehn Bewerbungen schreiben, neun Zusagen erhalten und trotzdem mit sich unzufrieden sind, weil sie damit hadern, warum der Zehnte sie nicht auch wollte. Oder wie Stefan aus meiner Selbsterfahrungsgruppe. Netter Typ, der viel positives Feedback bekommen hat. Erstaunlicherweise aber – wie bei einer Selbsterfahrungsgruppe üblich – nicht von allen gemocht wurde und gelegentlich doch so einen Rest von Kritik abbekam. Und das hat ihn wochenlang beschäftigt. Er konnte diese Restkritik kaum ertragen. So war es für Stefan natürlich schwierig, glücklich zu sein. Er konnte auch keine eigenständige Persönlichkeit ausbilden. Er entwickelte stattdessen Taktiken, um noch beliebter bei anderen zu sein. Dabei ist es selbstverständlich, dass jeder, der einen eigenen, ausgeprägten Charakter mit Ecken und Kanten hat, nicht bei allen Mitmenschen beliebt ist. Für Stefan undenkbar.

Pfiffige Patienten und unerfahrene Ärzte

Manchmal gibt es weder körperliche, verhaltenstechnische oder persönlichkeitsbedingte Gründe für psychische Auffälligkeiten. Manchmal schauen sich Patienten psychisch auffälliges Verhalten auch nur bei anderen ab. Oder sie simulieren es, um bestimmte Zwecke zu erreichen. Arbeits- oder Berufsunfähigkeit zum Beispiel. Das ist so häufig, dass in den meisten Rehakliniken erfahrene Ärzte gleich am ersten Tag die Patienten, die gesund werden wollen, von denen trennen, die nicht gesund werden wollen. Damit im Entlassungsbericht steht, dass sie nicht geheilt wurden und sie Anspruch auf Rente oder Berufsunfähigkeit haben. Solche Patienten zu behandeln, kann sehr frustrierend sein. Mittlerweile erkenne ich die in der Praxis sehr schnell, es hat aber Jahre gedauert, in denen ich verzweifelt und frustriert war, weil nichts geholfen hat. Aus diesem Grund stelle ich auch keine Arbeitsunfähigkeitsbescheinigungen mehr aus. Sobald es den Patienten besser geht, produzieren sie neue Symptome, um nicht wieder arbeiten zu müssen. Und beende ich dennoch die Krankheitsphase, sind sie ärgerlich, und die therapeutische Beziehung ist im Eimer. Nennt sich sekundärer Krankheitsgewinn, wenn die Krankschreibung wichtiger als die Genesung ist. Ist selten, aber nicht so selten, wie man denkt.

Einen extremen Fall für das Abschauen von Symptomen habe ich in der Klinik erlebt. Das größte Problem der Klinik ist, dass die unerfahrenen Ärzte in der Klinik die schweren Fälle behandeln, während alte Hasen wie ich in einer Praxis sitzen.

Die Königin der Verrückten

Als unerfahrener Arzt hatte ich im Nachtdienst eine junge manische Patientin aufgenommen. Manisch heißt, dass die Neurotransmitter und Hormone im Kopf verrücktspielen und die Patienten daher auch. Sie war bei der Aufnahme etwas locker drauf und sexuell recht interessiert, bis in einen Bereich, den man als Selbstgefährdung beschreiben kann. Bereits nach wenigen Stunden hatte sich vor ihrem Zimmer eine Schlange von Männern gebildet, die geduldig warteten, bis sie an der Reihe waren. Die Station konnte die Situation nicht mehr kontrollieren, und ich musste einschreiten. Ich konnte vernünftig mit ihr reden, zumindest wenn man ihre Hände abwehren konnte. Sie kannte ihre manische Phase, schämte sich danach immer sehr, konnte aber wenig dagegen machen. Daher brachte ich sie zum eigenen Schutz auf eine geschlossene Station, um sie besser beaufsichtigen zu können. Eine von vielen Situationen im Krankenhaus, in denen ich froh war, Selbstverteidigung gelernt zu haben, denn die Mitpatienten, die noch in der Schlange standen, waren nicht so begeistert von meiner Maßnahme.

Kaum eine halbe Stunde später wurde ich wieder auf die geschlossene Station gerufen, weil die Patientin sich wie eine Wahnsinnige aufführte. Sie schrie und sprang über Tisch und Bänke, schlug um sich und warf Sachen. Die Schwestern wollten sie gleich fixieren, also in ein Bett legen und Hände und Füße festbinden. Ich versuchte es dennoch erst mal mit einem Gespräch, weil das ja vorher recht gut funktioniert hatte. Ich fragte sie, warum sie sich so verhält. Sie hielt kurz inne und sagte: »Das machen hier alle so.« Ein solches Verhalten sei auf der geschlossenen Station normal – und sie wollte nicht unnormal wirken. Stimmte leider. Um hier Beachtung zu finden, musste man sich schon wie die Königin der Verrückten aufführen. Und darum ging es bei ihrer Manie: aus ihrer Bedeutungslosigkeit ausbrechen – und Sexualität war nur ein Mittel dazu. Schreien und Gewalt gingen aber offensichtlich auch. Als ich meinte, dass die anderen, auf die sie verwies, möglicherweise heute noch in der Fixierung verschwinden würden, hörte das Schreien schlagartig auf. So weit hatte sie die Sache nicht bedacht. Sie ging friedlich in ihr Zimmer, und ich hörte nichts mehr von ihr. Bei dieser Patientin hätte ich lange nach Blutwerten oder Kindheitstraumata suchen können, ohne die akute Lage zu beeinflussen. Wir sind alle Teil unseres Systems. Und Krankenhaus ist auch ein System.

Auch wenn man sich das nicht vorstellen mag: Vielen Patienten gefällt es in der Klinik besser als zu Hause. Sie haben Gruppengespräche, Gleichgesinnte, Sport, Abenteuer und immer wieder Kurschatten. Wer gesund wird, wird zur Strafe rausgeschmissen. Manche Patienten produzieren daher Symptome, um nicht entlassen zu werden. Als Arzt hat man auch nicht die Zeit, sich intensiver mit einem Patienten zu beschäftigen. Ich war zum Beispiel einen großen Teil meines Arbeitstages mit dem Schreiben von Arztbriefen beschäftigt. Ich habe geschrieben, mein Oberarzt hat kontrolliert, ich habe die Fehler ausgebessert. Er wieder kontrolliert, dem

Chefarzt gegeben, der sie ihm manchmal wieder zurückgegeben hatte, weil er nicht ausführlich genug war. Auch heute bekomme ich Arztbriefe mit 16 Seiten in die Hand. Da muss ich mir erst einmal einen Tag für freinehmen.

Warum Ärzte oft blind sind

Wir konnten uns damals nicht auf die Suche nach Ursachen begeben. Daher sind wir davon ausgegangen, dass es für die meisten Erkrankungen keine Ursachen gibt, sie irgendwann einfach wieder gehen und wir diese Zeit mehr oder weniger durch Tabletten verkürzen können. Und das glauben auch heute immer noch viele Ärzte. Ich hingegen hatte in den letzten 20 Jahren bei der Behandlung auch sehr schwerer Depressionen, Ängste und Überlastungen nicht einen Fall, wo es nicht völlig klar war, welche Ursachen es körperlich oder psychisch gab. Weil ich mir Zeit nehmen kann und eine Klientel habe, die es mir erlaubt, die richtigen Untersuchungen zu machen. Die oft auch nicht mehr kosten als eine Tankfüllung. Die Hoffnung, dass es viele Ärzte ähnlich machen und Patienten sich nicht mehr auf ein marodes Gesundheitssystem verlassen und Untersuchungen selbst veranlassen, bringt mich dazu, dies hier zu schreiben und nicht Netflix zu schauen.

II.

DER KÖRPER

In der ganzheitlichen Psychotherapie geht es in der ersten Stunde um den Überblick über die Zusammenhänge. Worum geht es? Wie schlimm ist es? Was kann der Patient selbst zur Besserung beitragen? Was der Therapeut? Also ganz klassisch: Anamnese, Diagnose und Therapieplanung.

In der zweiten Stunde schauen wir uns den Einfluss des Körpers auf das Problem an. Weil diese Defizite am schnellsten zu behandeln sind und die Behandlung im Hintergrund der Therapie mitläuft. Danach geht es um Verhaltensveränderungen und erst später um Themen der Persönlichkeit. Diese Themen brauchen oft eine gewisse Stabilisierung, die wir durch die Bearbeitung der anderen Bereiche erreichen.

Gesetzlich ist es vorgeschrieben, dass vor dem Beginn einer jeden Psychotherapie körperliche Gründe für psychische Erkrankungen ausgeschlossen werden. Deswegen muss verpflichtend jeder Patient zu einem Arzt geschickt werden, der alle nötigen Untersuchungen durchführt, um sicherzustellen, dass körperliche Ursachen keine Rolle spielen. Im medizinischen Alltag wird das meist sehr knapp gehalten. Die Arbeit mit Vitalstoffen hätte der Hausarzt zudem erst in Fortbildungen lernen müssen, da diese nicht Teil des Medizinstudiums waren. In sechs Jahren Studium gab es nur einen Satz über Vitamine zu lernen: »Wer sich einigermaßen gesund ernährt, hat alles, was er braucht.« Letzte Woche habe ich einen jungen Arzt behandelt, der auch nur genau das im Studium gelernt hatte. Und unsere Messergebnisse zeigten, dass dieser Satz doch oft sehr weit von der Wahrheit entfernt ist.

Die allgemeinmedizinische Untersuchung vor einer Psychotherapie ist also Pflicht. Ich habe noch nie einen Hinweis bekommen, dass körperlich etwas nicht in Ordnung sei und behandelt werden sollte. Bei Ärzten, die Psychotherapie anbieten, muss kein Konsil vom Hausarzt unterschrieben werden, da sie die Untersuchung selbst machen können. Psychotherapeutisch arbeitende Ärzte haben aber noch nicht mal Untersuchungsgeräte dafür in der Praxis. Kein Ultraschall, kein Labor, meist noch nicht einmal eine Untersuchungsliege. Derjenige, der dieses Gesetz erfunden hat, hatte aber im Prinzip genau den richtigen Gedanken. Körperliche Erkrankungen produzieren psychische Symptome, und psychische Erkrankungen ziehen den Körper in Mitleidenschaft und halten oft die psychische Erkrankung aufrecht. Ganz provokant könnte man sagen: Stoßt euch doch mal den Kopf und schaut, was das mit eurer Stimmung macht. Zum Glück verschwindet die Beule von alleine. Aber eine Schilddrüsenunterfunktion auch? Und wenn jemand aufgrund einer Depression nicht mehr isst und ein halbes Jahr keinen Sport macht? Was passiert da im Körper? Besser oder schlechter? Und können diese Veränderungen die Depression aufrechterhalten?

Deswegen untersuchen wir in unserer Praxis den Körper jedes Patienten möglichst gründlich – auf Entzündungen, Mitochondrien, Darm, Neurotransmitter und Nährstoffe – und behandeln alles, was pathologisch auffällt, zusätzlich neurologisch und psychiatrisch. So bringen wir den Körper in Bestform, damit der Kopf die optimale Grundlage zur Genesung hat. Und ja, die Untersuchungen können einiges kosten, aber mal ehrlich: Wie teuer ist es, einen Menschen mit 35 Jahren vorzeitig in Rente zu schicken?

Darm – der unterschätzte Chef im Bauch

Fangen wir gleich mit einem meiner Lieblingsthemen an, dem Darm. Glaubt mir, Freunde, wenn mir damals jemand erzählt hätte, dass ich mich als Neurologe oder Psychotherapeut mit dem Darm beschäftigen muss, hätte ich laut gelacht. Während meiner Ausbildung zum Internisten musste ich drei Monate lang Rektoskopien durchführen. Also Patienten 30 Zentimeter lange Metallstäbe in den Hintern schieben. Tagelang. Dass diese Stäbe wie Vibratoren aussahen und mit Babyöl eingeschmiert wurden, half dabei nicht. Ich freute mich, dass diese Zeit irgendwann zu Ende sein würde und ich mit dem Darm nie wieder etwas zu tun hätte. Und jetzt stehe ich hier und mache Darmuntersuchungen. Auf keinen Fall freiwillig. Das Problem ist nur, dass alle Nährstoffe und Kraft, die der Körper zur Verfügung hat, über den Darm aufgenommen werden müssen. Ganz Schlaue sagen jetzt möglicherweise, dass Sauerstoff über die Lunge kommt. Da haben sie natürlich recht. Aber Vitamine, Fette, Mineralien, Kohlenhydrate und alles andere kommt über den Darm. Wir versuchen wahrscheinlich alle, uns irgendwie mit unserer Ernährung zu beschäftigen. Der Spruch »Du bist, was du isst!« kommt nicht von mir, ist aber nicht ganz falsch. Veganer haben neben dem sehr wichtigen Tierschutzgedanken die Absicht, ihrem Körper etwas Gutes zu tun. Aber nicht die Ernährung entscheidet darüber, wie es unserem Körper geht, sondern ob der Darm in der Lage ist, diese Nahrung zu verwerten. Und das ist er oft nicht. Klingt wie eine verwegene Behauptung.

Die Bakterienclique: Fünf Freunde und ihr Chaos

Wenn wir nur eine Basisuntersuchung des Darms durchführen, sollten zumindest fünf verschiedene Bakterienstämme vorhanden sein: Bifidobakterien, Laktobazillen, Escherichia coli, Bacteroides und Enterokokken. Natürlich brauchen wir noch viele mehr, und bestimmte andere dürfen nicht da sein. Wir bestimmen den pH-Wert, um zu sehen, ob der Darm zu sauer oder zu basisch ist. Wer kennt die Basenkur? Jahrelang habe ich gehört, dass wir entsäuern müssen. Ich habe noch keinen Darm gesehen, der zu sauer war, fast alle sind zu basisch. Giftstoffe, die wieder unser Gehirn schädigen können, krankheitserregende Bakterien oder Pilze, Parasiten – die leider nicht so selten sind, wie man denkt – und Entzündungszeichen oder Hinweise auf Schädigungen der Darmwand: Kompliziert wird es wie immer von alleine. Die Kunst besteht darin, es erst einmal einfach zu gestalten. In den letzten zwölf Jahren habe ich noch keinen Darm gesehen, bei dem alle diese fünf Bakteriensorten im Normbereich gewesen sind. Eine fehlt immer, und meist auch mehrere. Jetzt könnte man ja sagen, dass ich keine gesunden Menschen untersuche, daher ist es ja klar, dass man etwas findet. Nicht unbedingt, da nicht jede psychische Erkrankung automatisch etwas mit dem Darm zu tun hat. Menschen mögen es gern einfach, aber der Darm ist nur eine von vielen Ursachen. Fast jeder Patient, der von mir behandelt wurde, schickt irgendwann seine Familienangehörigen zur Untersuchung. Das ist für mich immer sehr unbefriedigend, aufwendige Untersuchungen zu machen, ohne danach wirklich helfen zu können, weil es den Angehörigen ja vorher schon gut ging. Und auch wenn in den meisten Fällen die Blutwerte und auch die Neurotransmitter in Ordnung sind, sieht der Darm oft sehr schlecht aus. Dabei halten die Leute sehr schlechte Darmzustände häufig für normal. Ich höre dann so

Sprüche wie: »Ich habe seit Jahren Durchfall« oder »Schmerzen im Darm sind für mich normal«. Es gibt eine Frau, die nachprüfbar behauptet, nur alle 40 Tage zu kacken! Stuhlgang zu haben meine ich natürlich. Weil wir uns darüber in aller Regel nicht unterhalten, bekommen wir halt auch keinen Abgleich, wie es bei anderen Menschen so ist.

In Studien sehen wir, dass die Menge an Bakterien im Darm in den letzten Jahren dramatisch abgenommen hat. Und die Studie war vor Corona. Noch wissen wir nicht, was durch das ständige Desinfizieren und Abtöten von Bakterien in unserem Darm passiert wird, aber ich ahne, dass die Bakterien dadurch nicht mehr geworden sind. Die Gründe liegen in schlechterer Ernährung, Antibiotikanutzung, verbesserter Hygiene und häufigeren Kaiserschnitten, da Kinder bei der natürlichen Geburt die Bakterien der Mutter abbekommen. Wir sehen zum Beispiel, dass Industrienationen 30 Prozent weniger Bakterien als Jäger- und Sammlerkulturen haben. Stadtbevölkerung hat weniger Bakterien als Landbevölkerung. Insbesondere Bifido- und Laktobazillen scheinen in Industrienationen zurückzugehen. Covid-19 hat selbst die Darmbakterien geschädigt, sodass hier auch Gründe für Long Covid liegen können.

Darm-Hirn-Connection: Kommunikation de luxe

Obwohl noch nicht alle Zusammenhänge erforscht wurden, ist jetzt schon sicher, dass viele B-Vitamine von Darmbakterien synthetisiert werden, und diese und andere Mikronährstoffe eine wichtige Rolle für das Immunsystem und die Darm-Hirn-Achse spielen. Damit ist die Kommunikation zwischen Darm und Gehirn gemeint: Appetit, Energiehaushalt, Belohnungssystem und

Ernährungsgewohnheiten werden hierdurch beeinflusst. Einfach gesagt kann man sich vorstellen, dass z. B. Stress zu Durchfall führt. Bei Durchfall kann der Darminhalt nicht verwertet werden. Das führt zu Mangelversorgung für das Gehirn, und das kann wieder die Bearbeitung von Stress verschlechtern. 50 Prozent der Patienten mit einer Reizdarmerkrankung haben Depressionen und Angstzustände. Die Zusammensetzung der Bakterien dieser Patienten zeigt deutliche Unterschiede zu Gesunden. Wahrscheinlich ist es aber noch sehr viel komplizierter als das. Wenn man die Darmflora von depressiven Menschen auf Mäuse überträgt, zeigen die Mäuse ein depressives Verhalten. Überträgt man die Darmflora gesunder Menschen auf die gleichen Mäuse, verhalten sie sich wieder normal. Soll das heißen, dass Depression nur durch die Darmflora bedingt ist? Denkt daran, was ich über die Bequemlichkeit der Menschen gesagt habe. Wir hätten Medizin gerne einfach – ist sie aber nicht. Wir haben hier einen wichtigen, aber bei Weitem nicht den einzigen Einflussfaktor. Dennoch wussten wir schon immer, dass es einigen Leuten leichter als anderen fällt, abzunehmen. Und dass manche Menschen aus der gleichen Menge Nahrung mehr Kalorien aufnehmen. Aber dennoch ist das Thema so wichtig, dass sich sehr viele Wissenschaftler gerade mit dem Darm beschäftigen.

Wir wissen jetzt schon, welche Bakterien mit Depressionen, Ängsten und vielen anderen Symptomen vergesellschaftet sind. Das Thema ist medizinisch sehr in Mode, und im Moment finden wir in jeder Fachzeitschrift mindestens einen Artikel zum Thema Darmbakterien. Noch 2010 wurde man von den Kollegen in eine esoterische Ecke gestellt, wenn man vom Darm sprach. Manche Tiere, wie Wölfe, haben keine Darmbakterien. Wenn sie frisches Fleisch essen würden, käme es hinten wahrscheinlich nahezu unverändert wieder heraus. Sie könnten keine Nährstoffe aus der Nahrung herausholen, keine Vitamine oder Mineralien und wahrscheinlich auch keine Kohlenhydrate. Magensäure, Zähne und Gallensäuren spielen natürlich bei der Verdauung auch eine Rolle. Aber Wölfe würden nach kurzer Zeit dennoch sterben. Nicht all mein Wissen habe ich übrigens aus Fachzeitschriften. Diese besondere Informationen habe ich von einem sehr freundlichen Tierpfleger aus dem Zoo Hannover, den ich bei einer Wolfsfütterung beobachten durfte. Wölfe vergraben daher ihre Beute, damit die in der Erde befindlichen Bakterien das Fleisch so zersetzen, wie es die Bakterien in unserem Darm tun würden. Während die Bakterien in unserem Darm im besten Fall sehr genau regulieren können, welche Bakterien sich dort aufhalten, scheint es bei Wölfen wohl eher Zufall zu sein. Wenn euch das nächste Mal eine Bratwurst beim Grillen auf den Boden fällt, erinnert euch an die Wölfe und denkt dran, dass Menschen mittlerweile viel zu wenig Bakterienarten im Darm haben und ein paar mehr hier nicht schaden können.

Leider wissen wir noch nicht genau, welche Bakterien welche Vitalstoffe aus der Nahrung herausholen, auch wenn die Datenlage jedes Jahr besser wird. Ich interessiere mich besonders für Aminosäuren. Aminosäuren sind nötig, um die unterschiedlichsten Strukturen im Körper herzustellen. Muskeln benötigen Aminosäuren, um wachsen zu können. Das ist der Grund, warum euch im Fitnessstudio immer am Eingang ein Proteinshake angeboten wird. Als ich mit 19 Jahren in Göttingen während des Studiums ein Jahr lang im Fitnessstudio trainiert habe und als Student wenig Geld hatte, konnte ich mir weder gesunde Ernährung noch Proteinshakes leisten. Aber ich war motiviert und ehrgeizig und trainierte jeden Tag. Nach einem Jahr mit fünfmal Training jede Woche ohne gesunde Ernährung und Proteinzufuhr hatte ich – genau gar kein Ergebnis. Nicht ein Zentimeter Muskelzuwachs. Eine Bodybuilderin fragte mich immer, warum ich keinen Fortschritt machte. Hab ich mich auch gefragt. Hab das Problem dann erst mal gelöst, indem ich ihr aus dem Weg gegangen bin. Heutzutage hätte ich auf ihrem Instagram-Kanal genau sehen können, welche Proteinshakes und welche Ernährung sie jeden Tag zu sich nimmt. Und hätte das nachmachen können. Wenn ein Muskel nichts hat, womit er wachsen kann, nützt das beste Training nichts. Erstaunlicherweise nützt es auch nichts, nur Proteine zuzuführen, ohne zu trainieren. Wenn das klappen würde, hätte man es schon patentieren lassen.

Für den Kopf gilt genau das Gleiche. Wir müssen bestimmte Aminosäuren im Blut haben, damit der Kopf in der Regenerationszeit seine Kräfte wieder auffüllen kann. Diese Kräfte nennt man Neurotransmitter. Neurotransmitter sind Stoffe, die bei der Übertragung von einem Nerv zum anderen ausgeschüttet werden, um den Nervenimpuls weiterzuleiten. Der wichtigste von diesen Stoffen ist Serotonin, der mit Depressionen, Ängsten, Konzentrationsstörungen und vielen anderen Dingen zusammenhängt. Der wichtigste Baustein für Serotonin ist die Aminosäure Tryptophan. Und wenn ich kein Tryptophan aus der Nahrung heraushole, weil die Darmbakterien fehlen, dann kann ich so viel regenerieren, wie ich möchte. Es kann kein frisches Serotonin im Gehirn gebildet werden. Es gibt Menschen, die Wochen, Monate, manchmal sogar jahrelang krankgeschrieben sind, ohne dass es ihnen besser geht. Tryptophanmangel ist eine mögliche Begründung dafür. Daher messe ich bei jedem Patienten den Tryptophanspiegel. Aus vielen Tausenden von Messungen kann ich daher sagen, dass dieser eng mit der Höhe der Laktobazillen und Bifidobaktierien im Darm vergesellschaftet ist. Habe ich zu wenig Lakto- und Bifidobakterien, ist immer auch der Tryptophanspiegel zu niedrig. Dies sind genau die beiden Bakterien, von denen ich vorhin behauptet habe, dass sie mittlerweile bei uns Menschen immer seltener auftreten. Noch schlimmer macht die Situation, dass insbesondere bei Long-Covid-Patienten sehr häufig ein Mangel an diesen Bakterien zu finden ist und auch das Thema Konzentrationsstörungen und Brain Fog dadurch beeinflusst wird. Fast jede Woche gibt es neue Studien, die meine Beobachtung stützen. Da eine gesunde Bakterienbevölkerung im Darm verhindert, dass Giftstoffe aus dem Darm ins Blut übertreten, geht man davon aus, dass der sogenannte Zytokinsturm, also die Verschlechterung bei einer Coronainfektion nach einem bestimmten Zeitraum, durch die Schädigung der Darmflora und damit die Aufhebung dieses Schutzes bedingt ist. Hier sind insbesondere die Forscher aus China ganz weit vorne, die davon ausgehen, dass vor allem Symptome wie kognitive Störungen, Abgeschlagenheit, Schlafstörungen, Konzentrationsstörungen und viele andere durch die Schädigung der Darm-Hirn-Achse bedingt sein könnten. Aber auch das ist immer nur eine Seite der Erkrankung. Wir würden es uns gerne leicht machen und jetzt sagen: Long Covid ist also ein Darmproblem, dann behandeln wir eben nur den! Und auch wenn ich mich an dieser Stelle wiederhole: Denkt dran, gute Medizin ist nie einfach. Für die meisten Symptome gibt es immer mehr als nur eine Ursache. Genauso zu berücksichtigen – und später im Buch noch beschrieben – ist eine mögliche Entzündung im Gehirn, eine Störung des autonomen Nervensystems, verbleibende Viren oder Virenteile, die das Immunsystem ständig aktivieren, oder natürlich auch direkte Schädigungen an Organen.

Aber vielen Long-Covid-Patienten konnte ich durch eine Analyse und Verbesserung der Darmbakterien neben vielen anderen Maßnahmen gut helfen. Wenn bei Long Covid die guten Bakterien verschwinden, wird der Platz von anderen Bakterien übernommen. Das ist ein bisschen so wie bei mir im Garten. Ich hab mir mal eine LKW-Ladung sehr guter Erde bestellt, die ich einen ganzen Sonntagnachmittag im Garten ausgebreitet und verteilt habe. Aber bevor ich den Rasen sähen konnte, ist etwas ganz Dummes passiert: Ich hatte keine Lust mehr. Also hab ich eine Woche gewartet, und weil es am nächsten Sonntag regnete, noch eine Woche. Als ich soweit war, den Rasen zu sähen, hatte sich der Garten in ein wild wucherndes Biotop verwandelt. Tausend unterschiedliche Pflanzen – und keine der Pflanzen war Gras. Genauso ist es mit unserem Darm. Es kann nicht sein, dass wir irgendwo eine Stelle im Darm haben, wo nichts wächst. Irgendwas wächst immer. Und wenn nicht das wächst, was ich gerne hätte, wächst halt irgendetwas anderes. Chinesische Forscher haben im Darm von Long-Covid-Patienten jede Menge Keime gesehen, die dort überhaupt nichts zu suchen hatten. Krankheitserregende Keime, möglicherweise sogar ein Darmpilz oder ein Parasit, versuchen sich eine Umgebung zu schaffen, in der sie möglichst gut überleben können. Sie verändern den pH-Wert des Darms, bestimmen also, ob das Innere des Darms eher sauer oder eher basisch ist. Das macht es unseren guten Darmbakterien schwer, sich dort wiederanzusiedeln. Diese schädlichen Bakterien können eine Entzündung der Darmwand auslösen, im schlechteren Fall sogar ein sogenanntes Leaky-Gut-Syndrom, also eine Durchlässigkeit der Darmwand. Durch diese durchlässige Darmwand können jetzt Schadstoffe aus dem Inneren des Darms, die eigentlich ausgeschieden werden sollten, zurück in den Körper gelangen, was den Körper schädigt. Weiterhin kostet es den Körper immense Kraft, eine Entzündungsreaktion aufrechtzuerhalten, um gegen die schädlichen Darmbakterien zu kämpfen. Wer schon mal eine Grippe hatte, weiß, wie sich ein aktiviertes Immunsystem anfühlt. Wenn ihr euch bei einer Grippe so schlapp fühlt, dass ihr nicht mehr die Kraft habt, das Bett zu verlassen, liegt das nicht am Virus. Der würde sich wahrscheinlich am liebsten völlig unbemerkt vermehren. Das Immunsystem, das den Virus bekämpfen soll, braucht jetzt so viel Energie, dass wir für andere Aktivitäten keine Kraft mehr übrig haben, und deswegen fühlen wir uns so schlapp. Da Antriebsmangel, Konzentrationsstörungen und generelle Kraftlosigkeit Hauptmerkmale bei Depression und Burnout sind, suche ich aus diesem Grund immer nach unbemerkten Entzündungen.

Silent Inflammation – Energieräuber undercover

Eine so starke Entzündung wie bei einer Grippe bemerkt natürlich jeder. Aber eine chronische Darmentzündung, eine Nasennebenhöhlenentzündung oder eine chronische Zahnwurzelentzündung können den Körper ebenfalls viel Kraft kosten, ohne bemerkt zu werden. Der Fachbegriff lautet Silent Inflammation, also unbemerkte Entzündung. Eine Entzündung der Darmwand kostet den Körper vielleicht 10 oder 20 Prozent seiner Energie. Weil manche Menschen schon ihr ganzes Leben lang mit einer solchen Entzündung herumlaufen, fällt ihnen das möglicherweise gar nicht auf, sondern sie gehen davon aus, dass sie einfach grundsätzlich wenig Energie zur Verfügung haben. Manche Menschen glauben, dass es einfach ihr Naturell ist, weniger Spaß oder weniger Konzentration als andere zu haben.

Ich bin der Meinung, jeder sollte einmal im Leben seinen Darm untersuchen und auf Vordermann bringen lassen. Und das möglichst früh im Leben. Damit wir gar nicht erst in unbemerkte Nährstoffdefizite geraten. Oder mal ganz praktisch nachgedacht: Der Körper bemerkt, dass er von einem Vitalstoff nur die Hälfte aus der Nahrung bekommt, die er braucht. Was macht er, um seine Speicher aufzufüllen? Er muss einfach doppelt so viel essen! Leider nicht nur mit doppelt so viel Vitalstoffen, sondern auch mit doppelt so vielen Kalorien.

Viele Patienten nehmen unter einer Darmkur plötzlich ab! Hätte man mir mal viel früher sagen sollen. Und leider sollte man keine Darmbehandlung ohne Untersuchung machen. Stellen wir uns mal vor, wir vermehren genau den Keim, der ohnehin schon zu viel Platz einnimmt, und der verdrängt dann die Keime, die wir kaum haben. Es gibt ein Labor in Holland, die sehen sich den Darmbefund an und fragen auch genau nach unseren Symptomen. Und wenn im Befund Laktobazillen fehlen, mischen sie ein Darmpulver zusammen, wo nicht nur irgendwelche Laktobazillen drin sind, sondern genau die Sorte, die bei Depressionen, Ängsten oder Gedächtnisproblemen helfen. Es gibt nämlich sehr viel verschiedene Unterarten von Laktobazillen, und jeden Tag wissen wir mehr darüber, was diese Unterarten leisten können. Daher gibt es jetzt schon Bakterientabletten, die heißen Brain & Memory. Weil Bakterien drin sind, die nachweislich das Gehirn und Gedächtnis verbessern. Oder es ist ein Trick, und wir werden wieder einmal für dumm verkauft. Einige Wissenschaftler gehen davon aus, dass es in einigen Jahren statt Antidepressiva Psychobiotika geben wird. Bakterienpulver, mit denen wir Depressionen behandeln. »Kaufen Sie Stuhl von fröhlichen Menschen.« Da muss man ja zugreifen!

Kurz & knapp

Wir können nur die Energie verbrauchen, die wir vorher über die Nahrung aufgenommen haben. Aber es geht weniger darum, was wir essen, sondern ob wir das Essen auch verwerten können. Dafür sind unsere Darmbakterien verantwortlich, und die haben es durch sterile Lebensräume, Antibiotika und Stress nicht leicht. Fehlen bestimmte Bakterien, kann der Körper weniger Glückshormone bilden, egal, wie schön das Leben ist. Daher solltet ihr die Bakterien messen lassen – am besten vor einer Therapie!

Mitochondrien – kleine Kraftwerke, große Wirkung

Insbesondere bei Sportlern ist die Suche nach unnötigen Energieverbrauchern besonders wichtig. Menschen bemerken oftmals nicht, dass ihnen 30 Prozent Energieproduktion in den Zellen fehlen, weil sie es gewohnt sind. Bei Sportlern entscheiden oft 1–2 Prozent über Sieg und Niederlage. Erstaunlich ist dabei, dass Sportler relativ wenig Interesse an ganzheitlichem psychotherapeutischem Training haben. Weder an der Optimierung der körperlichen noch der mentalen Situation. Vor mittlerweile wohl zehn Jahren habe ich regelmäßig – wenn unser Fußballverein kurz vor Ende der Saison auf einem Abstiegsrang stand – Anrufe vom Verein bekommen, dass wir da doch was machen müssten. Auf der einen Seite fühlte ich mich geehrt, auf der anderen Seite laufen die Prozesse im Körper so schnell nicht. Wir können innerhalb von zwei Wochen weder körperliche noch mentale Muskeln aufbauen. Während ich mir aus einer gewissen Verbundenheit dennoch Gedanken darüber gemacht habe, wie ich helfen könnte, kam meist bereits eine Woche später der Anruf, dass der Verein durch ein zittriges Unentschieden den Klassenerhalt gesichert und sich das Thema erledigt habe. Durch meine Mitarbeit bei der Robert-Enke-Stiftung, »MentalGestärkt«, oder dem Referat für Sportpsychiatrie, das wir 2010 gegründet haben, habe ich immer noch viel mit Sportlern zusammengearbeitet, weswegen ich ja ursprünglich Medizin studiert habe. Aber die meiste Hilfe wird hier gebraucht, wenn die Wettkampfphase vorbei ist und der Weg in ein normales Leben schwerfällt.

Sport – wenn Stresshormone Beine kriegen

Sport ist in jeder meiner Therapien ein wichtiger Teil, um den Körper wieder aufzubauen und zu stärken. Stresshormone und deren Auswirkungen können durch Sport gut abgebaut werden. Der Körper nimmt im Stress viel Sauerstoff auf und transportiert ihn mit Energieträgern in die Muskeln. Und da bleibt die Energie dann, während ich auf den Bildschirm schaue und mich über die Mail von meinem Chef ärgere. Da sich der Körper auf Leistung vorbereitet, sollte man ihm die auch abverlangen und die Energie und den Sauerstoff in den Muskeln auch wieder verbrennen. Übertreiben wir es, produziert Sport auch wieder Stresshormone. Jeder Läufer, der sich freut, dass es bei Kilometer 8 plötzlich wieder so leicht geht und er wie auf Wolken läuft, ist durch Stresshormone gedopt. So kommt man zumindest nicht vom Stress runter.

Auch wenn Sport ein genereller guter Schutz vor Überlastung ist, sind die nervlichen Belastungen, mit denen es Profisportler zu tun haben, oft sehr ausgeprägt. Wo der Druck herkommt, wenn es um viel Geld, die eigene Karriere und die Zukunft geht, ist schnell nachvollziehbar. Hier denken wir gerne an Fußballspieler, die jede Woche Gelegenheit haben, ihr Bestes zu geben, vergessen dabei aber Sportler, die jahrelang auf ein bestimmtes Ereignis wie die Olympischen Spiele hinarbeiten und nur wenige Chancen haben, eine Medaille zu erhalten. Stress hilft, indem zusätzliche Kraftquellen mobilisiert werden. Normalerweise verwertet der Körper nur Zucker oder Fette zur Energiegewinnung. In Notzeiten kann er aber auch Proteine verbrennen. Dazu werden sie erst in Aminosäuren zerlegt, was wieder im Darm geschieht. Besonders gern werden Leucin, Isoleucin und Valin verbrannt, sogenannte essenzielle Aminosäuren, die der Körper nicht selbst produzieren kann.

Da wir auf Aminosäuren zur Biosynthese angewiesen sind, muss das keine gute Idee sein. Wer mal ein Fitnessstudio von innen gesehen hat, sieht sofort die Dosen an Aminosäuren, die dort verkauft werden. Wer zum ersten Mal im Fitnessstudio ist – die stehen meist gleich neben dem anaeroben Bereich, in dem besonders gerne trainiert wird. Ohne Aminosäuren keine Muskeln, aber auch keine Neurotransmitter für geistige Leistung. Kurzfristig in einer Notfallsituation kann man das also machen, um das eigene Leben durch einen Hechtsprung zu retten. Langfristig fehlen diese Aminosäuren jedoch. Und einige hinterlassen schädliche Abbauprodukte, die unsere Mitochondrien lähmen.

Citratzyklus – die Zitrone im Energiecocktail

Auch wenn mich die Mitochondrien schon im Biologieunterricht genervt haben, komme ich jetzt nicht ganz drumherum: Mitochondrien sind Teile einer Zelle, die über den sogenannten Zitronensäurezyklus Zellenergie herstellen können. Dafür brauchen sie leider ausgesprochen viele Nährstoffe wie Coenzym Q10, NADH, Vitamin B2, Magnesium, Carnitin, Alpha-Liponsäure und noch andere B-Vitamine und Elektrolyte. Wenn ihr von den Stoffen noch nie etwas gehört habt, stehen sie wahrscheinlich nicht auf eurem Frühstückstisch. Müssen sie auch nicht, wenn ihr genug davon habt. Ansonsten gibt es keine Energie in der Zelle. Und wenn ich euch damit noch nicht zu einer gesunden Ernährung oder einer Kontrolle dieser Werte überzeugen konnte, dann vielleicht hierdurch: Viele dieser Stoffe können euer Leben verlängern. Und bei Longevity reden wir nicht davon, noch länger hirntot an der Beatmungsmaschine zu hängen, sondern sich mit 70 wie mit 50 zu fühlen. Coenzym Q10 kennt ihr von eurer Hautcreme. Die mischen Q10 dazu, damit die Hautzellen langsamer altern. Wäre doch gut, Q10 im ganzen Körper zu haben, oder?

Ohne diese Nährstoffe kann der Zitronensäurezyklus nicht richtig laufen, und die Zelle ist gezwungen, Energie durch Verbrennung von Zucker herzustellen, was man als Gärung bezeichnet. Diese Umstellung begünstigt die Entstehung von Krebszellen. Krebszellen können nur mittels Zuckerverwertung Energie produzieren. Es gibt ein TKTL1-Enzym, das insbesondere am Zuckerstoffwechsel beteiligt ist. Wir sehen, dass dieses Enzym in aggressiven Tumoren besonders aktiv ist und die Zellen resistenter macht. Krebszellen, in denen TKTL1 aktiv ist, metastasieren schneller und sind resistenter. TKTL1 wird bereits verwendet, um in der Früherkennung und der Prognose von Krebserkrankungen hilfreich zu sein. Und als Ansatz für eine Krebstherapie, wenn man TKTL1 blockiert. Im Reagenzglas könnten Krebszellen ohne Zuckerzufuhr nicht überleben, während andere Zellen aufgrund des Citratzyklus auch gut mit anderen Nährstoffen zurechtkommen könnten. Leider produziert der Körper immer seinen eigenen Zucker, weil auch das Gehirn darauf angewiesen ist. Aber es ist ein guter Grund, auf die zusätzliche Zufuhr von Zucker zu verzichten, wie wir beim Thema Ernährung noch genauer besprechen.

Wenn ihr euch weiterhin fragt, warum gute Ernährung wichtig für uns ist, schaut euch dieses Beispiel an: Eine Zelle kann aufgrund eines Mangels an den oben genannten Vitaminen und Mineralien nicht genug Energie produzieren und kommt auf einen ganz einfachen Trick: Sie teilt sich, damit die zwei Zellen, die daraus entstehen, jetzt natürlich doppelt so viel Energie produzieren können. Klingt wie ganz einfache Mathematik – abgesehen davon, dass sich die zwei neu entstandenen Zellen jetzt die ohnehin schon nur knapp vorhandenen Nährstoffe teilen müssen. Kommen die beiden neuen Zellen aus dem gleichen Grund wieder auf die Idee, sich zu teilen, wird das Ganze schon irgendwann brenzlig. Natürlich haben wir ein großartiges Immunsystem, welches in der Lage ist, solche fehlgeleiteten Zellen zu erkennen und rechtzeitig zu zerstören. Jetzt wird aber unser Immunsystem vom Stress unterdrückt und gleichzeitig vielleicht noch durch Silent Inflammations an anderer Stelle beschäftigt. Dann sieht es mit der Krebsvernichtung schon schlechter aus.

Wenn wir durch Stress oder Nährstoffmangel Aminosäuren wie Arginin verbrennen, entstehen Stickstoffverbindungen, die unsere Mitochondrien lähmen und die Zelle auf die Verwendung von Zucker umschalten lassen. Dadurch arbeiten sie viel schlechter mit weniger Energieausbeute. Wenn ich Menschen untersuche, sehe ich im Extremfall, dass sie überhaupt nur 60 Prozent oder weniger ihrer Mitochondrien zur Verfügung haben und damit viel zu wenig Energie produzieren. Das hat dann nichts mit Erschöpfung durch Schlafmangel zu tun, diese Art der Erschöpfung lässt sich durch keine Krankschreibung der Welt beheben. Bei Sportlern würde ich jedoch keinen Wert unterhalb von 100 Prozent akzeptieren. Ich schicke ja auch keinen Rennwagen auf die Formel-1-Strecke, der nur auf drei Zylindern läuft.

Keine Heizung, kein Essen und keine frische Luft – ideal für die Zelle

Es gibt drei Möglichkeiten, seine Mitochondrien wieder in Ordnung zu bringen. Und manche davon verwenden wir sogar im Alltag. Alle drei haben etwas gemeinsam, und zwar, dass sie dem Körper das Gefühl geben müssen, sich in einer Notlage zu befinden. In einer Notlage kann sich der Körper kaputte Mitochondrien nicht leisten, weil er dann 100 Prozent seiner Kraft braucht. Leider fühlen sich Notlagen für uns nicht besonders angenehm an. Das ist in etwa so, als ob ich im Auto mit einer blinkenden Motorkontrollleuchte herumfahre. Ich hoffe, dass nichts passiert, und könnte im Zweifelsfall sofort zu Marco, dem Mechaniker meines Vertrauens fahren. Fahre ich aber nach Italien in den Urlaub, wird mir die Sache zu heiß. Dann repariere ich doch lieber mal alles. Und sehe sogar mal nach dem Motoröl.

Und analog gilt: Bevor der Körper in den Wintermodus fährt, bringt er sich auch erst mal auf Vordermann. Der Winter war früher sehr gefährlich, da man im allgemeinen Kälte und Nahrungsmangel ausgesetzt war. Doch wie zeigen wir dem Körper, dass es Winter wird? Nun, im Winter ist es kalt. Zumindest war das früher so. Setzen wir den Körper Kältereizen aus, fängt er an, die Mitochondrien zu reparieren, und macht sich dadurch leistungsfähiger. Die Wirkung von Kältereizen kennen wir nicht erst seit Wim Hof, dem Eismann. Die Leistungsfähigkeit seines Körpers, die er durch konstante Kälteexposition erreicht hat, ist legendär. Die ausgesprochen positive und gut untersuchte Wirkung von Saunagängen beruht auch darauf. Wer von euch also gehofft hat, dass es insbesondere die Wärme der Sauna ist, die die positiven Effekte bewirkt, und wer sich dann die Eisdusche oder das Kältebecken gerne mal schenkt, muss hier enttäuscht werden. Er bringt sich dabei genau um den wirksamen Teil des Saunagangs. Das könnte erklären, warum ich seit Jahren keinen positiven Effekt der Sauna verspüre. Ich finde, das Kältebecken ruiniert die ganze Entspannung. Viele Patienten mit Long Covid haben eingeschränkte Mitochondrien. Manche sind so verzweifelt, dass sie meiner Empfehlung folgen und im Winter jeden Tag in einem der Seen um Hannover Eisbaden gehen. Die Erfolge sind verblüffend. Natürlich nur, wenn gleichzeitig die Nährstoffe gegeben werden, auf die die Mitochondrien angewiesen sind.

Der zweite Möglichkeit ist nicht viel angenehmer: Hunger! Dass Hunger beim Körper eine lebensbedrohliche Situation auslöst, ist nachvollziehbar. Wenn ich im späteren Teil des Buches mein Parteienmodell vorstelle, lernen wir, dass es viele unterschiedliche Zentren im Gehirn gibt, die alle unabhängig voneinander Entscheidungen treffen können. Und die meisten von ihnen sind sehr viel stärker als der Verstand. Bei starkem Hunger übernehmen sehr schnell Gehirnbereiche wie Instinkt oder Lebenserhaltung sowohl das Denken als auch das Handeln. Deswegen sind Diäten so schwer durchzuhalten.

Können wir den Hungerreiz ähnlich wie den Kältereiz einige Zeit lang aushalten, regeneriert der Körper seine Mitochondrien. Wieder weil er glaubt, dass es Winter wird und wir im Winter nichts zu essen finden. Jetzt muss er die wenige Nahrung optimal verwerten. Als kleinen Bonus verlängert diese Maßnahme auch unser Leben. Dies ist eine wichtige Information zum Thema Anti-Aging. Schaffen wir es, unsere Nahrungszufuhr um 40 Prozent zu senken, verlängern wir unser Leben beträchtlich. Die meisten Hundehalter wissen, dass man Hunden einmal in der Woche kein Essen geben sollte. Früher hat man gesagt, dass sich an diesem Tag der Darm des Hundes reinigen soll. Das hat sich natürlich später als Quatsch herausgestellt, und daher ist man auch von dieser Praxis abgerückt. Diese Art von Fastentagen haben zwar den Darm des Hundes nicht gereinigt, dafür aber das Leben des Hundes deutlich verlängert. Dies wurde in Tierexperimenten immer wieder bewiesen, zum Teil mit beeindruckenden Ergebnissen. Leider haben wir noch keinen Beweis an Primaten oder Menschen. Da Menschen relativ lange leben, müsste das eine sehr aufwendige Versuchsreihe sein. In der Praxis nennen wir diese Maßnahme Dinner-Cancelling. Einmal in der Woche lassen wir eine Mahlzeit aus, die wir sonst regelmäßig zu uns nehmen. Eine Mahlzeit wegzulassen, die wir sonst auch nicht essen, bringt hier wenig. Ich frühstücke nie, bekomme durch die Gewohnheit aber auch keinen Hunger. Daher hilft es nichts.

Die dritte Möglichkeit ist Sauerstoffmangel. Auch Sauerstoffmangel versetzt unseren Körper in eine Art Alarmzustand, bei dem es ums Überleben geht. Und auch dann kann er sich fehlerhafte Mitochondrien nicht mehr erlauben. Sauerstoffmangel kennen wir aus dem Höhentraining bei Fußballern. Professionell umgesetzt ist es eine beliebte Behandlung bei Burnout oder Long Covid. Hier liegt man in einer Art Massagestuhl, hat eine Sauerstoffmaske auf dem Gesicht, und unter Pulskontrolle wird der Sauerstoffgehalt der Atemluft langsam gedrosselt, bis er ungefähr einer Höhe von 4000 Metern entspricht. Selbst merkt man das nicht, der Puls steigt aber langsam an. Ich habe diese Behandlung schon einmal ausprobiert und kann sagen, dass ich das Liegen im Massagestuhl schon großartig entspannend finde. Andere Wirkungen habe ich erst einmal nicht bemerkt. Patienten berichten, dass sie nach einigen Behandlungen Verbesserungen der geistigen Leistungsfähigkeit und der Stimmung spüren können. Aufgrund der Beliebtheit dieser Behandlungsmaßnahme sollte hier in Hannover sogar schon eine Art Fitnessstudio errichtet werden, wo statt Fitnessgeräten nur noch diese IHHT-Geräte stehen. Wie gut die Langzeitwirkung ist, würde ich gerne noch mal in Studien nachlesen. Ich kann aber jetzt schon sagen: Das ist allemal angenehmer, als einen Eimer kaltes Wasser über den Kopf zu bekommen oder das Abendessen auszulassen.

Die IHHT-Therapie kann recht teuer werden. Günstiger geht es durch spezielle Atmungsformen. Wenn ich 20 Mal schnell einatme, habe ich das CO_2 abgeatmet und kann danach länger die Luft anhalten. Auch durch das Luftanhalten wird selbstverständlich der Sauerstoffgehalt im Blut reduziert und eine Mitochondrienregeneration angeregt. Diese Atemtechik haben schon die alten Buddhisten verwendet. Man kennt sie auch als Wim-Hof-Atmung. Man könnte auch durch ein Smartiesröhrchen oder eine Klorolle atmen. Dadurch wird der sogenannte Totraum verlängert und es kommt weniger Sauerstoff in die Lungen. Man verwendet diese

Technik oft bei Panikanfällen, damit nicht zu viel Sauerstoff ins Blut gerät. Hat jeder von euch schon mal in einem Film gesehen, wo in eine Papiertüte geatmet wurde. Senkt wirkungsvoll den Sauerstoffgehalt und ist günstiger als eine IHHT-Therapie. Nur leider ohne den Massagesessel.

Kurz & knapp

Mitochondrien sind die winzigen Kraftwerke in unseren Zellen – und ja, sie haben mehr Einfluss auf Energie, Leistung und Stimmung als manch ein Personal Trainer. Fehlen ihnen Nährstoffe oder werden sie durch Stress und Entzündungen sabotiert, läuft der Motor nur auf Sparflamme. Mit Kälte, gezieltem Fasten oder kontrollierter Sauerstoffreduktion kann man sie wieder in Gang bringen – alles Methoden, die den Körper glauben lassen, er müsse in Notzeiten auf Hochtouren laufen. Kurz gesagt: Wer seine Mitochondrien pflegt, bekommt mehr Energie, bessere Leistungsfähigkeit und verlängert möglicherweise sogar die Lebenszeit. Und das Beste: Man braucht dafür weder einen Formel-1-Rennwagen noch einen Eimer Eiswasser überm Kopf – aber ein bisschen Einsatz gehört schon dazu.

Ernährung – mehr als nur Kalorien

Jetzt haben wir also etwas über Mitochondrien und den Darm gehört, um unsere körperliche und geistige Leistungsfähigkeit zu verbessern. Das schwierigste Thema für mich ist immer die Ernährung. Womit füttern wir unseren Darm, damit die Darmbakterien ihre Arbeit erledigen? Woraus holen sie ihre Nährstoffe, damit die jetzt funktionstüchtigen Mitochondrien ordentlich arbeiten und wir schön leistungsfähig sind? Kaum etwas hat sich in der Medizin in den letzten 40 Jahren so drastisch verändert wie die Beurteilung von guter Ernährung. Alle fünf Jahre ist Kaffee gut, dann wieder schlecht, dann wieder gut. Milch hat sich von der »Super«-Fraktion in die Schmuddelecke der Ernährungspyramide gemogelt. In der Praxis ist dieser Teil der Behandlung, der sich mit Ernährung beschäftigt, gleichzeitig unglaublich wichtig und frustrierend unergiebig. Fangen wir mit ein paar beliebten Irrtümern an:

Ein Glas Wein ist gut – fürs Weingut

»Ein Glas Rotwein am Tag ist gesund.« Zu 100 Prozent trifft das für das Portemonnaie von Rotweinherstellern zu. Früher hat man noch gelernt, dass im Rotwein Antioxidantien sind, die natürlich sehr gut für die Gesundheit seien. Dann gibt es wiederum viele Studien, die das sogenannte »gute« Cholesterin durch Rotwein verbessert sehen wollen. Das Schwierige an Studien ist stets zu überlegen, wer sie in Auftrag gegeben hat und welche Zielsetzung die Studie hatte. So wird das gute Cholesterin tatsächlich durch

Rotwein verbessert. Aber leider nur kurzfristig. Führt man diese Studie über ein ganzes Jahr durch, gibt es diesen Effekt schon nicht mehr. Man hat aber in der Studie, ob Rotwein das gute Cholesterin verbessert, nicht untersucht, ob der im Rotwein enthaltene Alkohol nicht zufälligerweise auch unser Gehirn schädigt, weil das ja nicht die Zielsetzung war. Das tut er nämlich, und zwar vom ersten Schluck an. Genau wie jedes andere Gewebe im Körper geschädigt wird. Einige von diesen Folgen sind natürlich wieder zu reparieren. Aber insbesondere unser Gehirn ist hinsichtlich seiner Regenerationsfähigkeit völlig unbegabt. Auch hier warten wir vielleicht noch fünf Jahre, und dann hat sich die wissenschaftliche Meinung möglicherweise wieder geändert.

Wie Butter ihr Fett wegbekam

Fette haben eine ähnliche Entwicklung hinter sich. Ein Wissenschaftler namens Ancel Keys richtete 1951 in Neapel ein Labor ein und fand heraus, dass Neapolitaner eine niedrige Häufigkeit von Herzerkrankungen und einen sehr niedrigen Cholesterinspiegel haben. Er bereiste daraufhin mehrere europäische, aber auch afrikanische Länder und fand immer wieder Hinweise darauf, dass die Ernährung mit reich gesättigten Fettsäuren den Cholesterinspiegels erhöht, was er als Hauptursache der sogenannten koronaren Herzerkrankung ansah. 15 Jahre lang untersuchte er in sieben Ländern Menschen und erkannte eine Verbindung zwischen dem Anteil tierischer Fette in der Ernährung und dem Auftreten von Herzkranzgefäßerkrankungen. Damit konnte er sein Lebenswerk bestätigen und eine Low-fat-Bewegung auf der ganzen Welt lostreten. Mit dem Ergebnis, dass überall auf der Welt fettreduziertes Essen hergestellt wurde. Das ließ sich erreichen, indem Fett durch Zucker ersetzt wurde, um den Geschmack zu erhalten. Erst viel später kam heraus, dass Ancel Keys tatsächlich Daten aus 22 Ländern gesammelt hatte. Bei der Veröffentlichung seiner Studie beschränkte er sich jedoch auf die sieben Länder, die ihm in seiner Vermutung recht gaben. Dieser Betrug ist ungefähr so, als würde man eine Prognose zur Bundestagswahl herausgeben, bei der man nur AfD-Wähler befragt hat. Als man alle Daten der Studie untersuchte, fand man sogar Hinweise auf eine Verbesserung der Herzgesundheit durch die Aufnahme von Fetten. Wenn ihr also, genauso wie ich, in eurer Kindheit mit Margarine anstatt guter Butter gefüttert wurdet, dann wisst ihr jetzt, wem ihr das zu verdanken habt.

Noch schlimmer ist allerdings, dass man vermutet, dass das vermehrte Auftreten von Herzerkrankungen im 20. Jahrhundert statt durch Fett durch erhöhten Zucker- und Weißbrotkonsum bedingt wurde. Und in vielen Produkten hat man ja fleißig Zucker als Fettersatzstoff verwendet. Heute gibt es die Tendenz, Zucker in Lebensmitteln zu reduzieren. Und ihr werdet auf dem gleichen Joghurt von früher sehen, dass er jetzt 30 Prozent zuckerreduziert ist. Von Fett spricht keiner mehr. In einem seiner letzten Interviews 1997 sagte Ancel Keys wörtlich: »Es gibt absolut keine Verbindung zwischen Cholesterin in der Nahrung und Cholesterin im Blut. Keine. Und das haben wir schon immer gewusst. Cholesterin in der Nahrung macht überhaupt nichts!« Aber da war seine Theorie bereits fest in den Köpfen verankert. Und führte zur Ablehnung von tierischem Fett und gipfelt heutzutage in der Ablehnung aller tierischen Produkte durch den Veganismus. Was ich als Tierfreund großartig finde! Noch schöner wäre es, wenn Keys Theorie stimmen würde und Vegetarismus und Veganismus auch gesundheitlich sinnvoll wären und nicht nur zur Rettung von Tieren.

Es gibt trotz allem natürlich einen Zusammenhang von Cholesterin in der Nahrung und unserem »schlechten« LDL-Spiegel, aber keinen starken. Ein Ei pro Tag soll wohl keinen Einfluss haben, und ich habe vor langer Zeit einen Weltmeister im Eieressen in Behandlung gehabt, der sehr gute Blutwerte hatte. Wichtiger ist es, mehr ungesättigte Fettsäuren zu sich zu nehmen, daher fehlen die auch auf keinem unserer Ernährungspläne. Diese Geschichte lehrt uns aber, wie schnelllebig Ernährungstendenzen sind und wie wir von kommerziellen Interessen beeinflusst werden, nur weil wir uns gesund ernähren wollen.

Von der Vitamin- zur Zuckerbombe

Am meisten geschockt bin ich jedoch vom Niedergang des Obstes. Wenn es in meinem Leben eine Gewissheit gab, dann, dass Obst gesund für uns ist. Als ein Ernährungsexperte letztes Jahr seine persönliche Ernährungspyramide vorstellte und mir dabei erklärte, dass Obst von ganz oben ganz nach unten gewandert ist, konnte ich es kaum fassen. In der offiziellen Empfehlung der Deutschen Gesellschaft für Ernährung steht Obst immerhin noch auf Platz 2. In den letzten 40 Jahren hat es wirklich viele Veränderungen der Ernährungspyramide gegeben. In meiner Grundschulzeit lernte ich, dass die wichtigsten Nahrungsbestandteile Brot, Butter, Milch und gelegentlich ein Stück Obst sind. Dazu Fleisch und eventuell Käse. Davon blieb in den letzten 40 Jahren auch nur das Obst übrig. Die anderen Teile hatten sich schon vorher aus der Spitze der Pyramide zum Teil bis ganz nach unten verabschiedet. In nur 40 Jahren! Und jetzt war auch noch das Obst dran. Ja, aber was waren die Gründe? Obst enthält viel Fruchtzucker. Und bei Zucker sind sich wirklich alle Ernährungsspezialisten einig. Das ist mit das Gefährlichste, was wir unserem Körper antun können. Die Vorteile des Obstes bestanden früher darin, dass wir uns mit Vitaminen versorgen konnten. Die Grafiken, die mir in meiner Fortbildung jedoch gezeigt wurden, offenbarten tatsächlich Erstaunliches: Ein Apfel hatte im Jahr 1985 noch 5 Milligramm Vitamin C, 2002 noch 2 Milligramm. Eine Banane war 1980 noch mit 330 Milligramm reich an Vitamin B6 und hatte 2002 noch 18 Milligramm. Spinat hatte 1985 noch 51 Milligramm Vitamin C und 2002 noch 18. Leider gab es seitdem keine nennenswerten Untersuchungen mehr. Der Artikel lässt sich heute noch im Internet nachlesen unter der Überschrift: Verhungern trotz reichlich Nahrungsangebot. Die Gründe dafür sind vielfältig. Einerseits haben wir ausgelaugte Böden als Verursacher. Pflanzen wachsen durch Düngung und gute Bewässerung sehr viel schneller und können deswegen in der kürzeren Zeit keine Nährstoffe mehr aufnehmen. Pflanzenschutzmittel tragen ihren Teil dazu bei. Und dann halten sich Nährstoffe im Obst auch nicht besonders lange. Wenn ein Apfel heute im Durchschnitt ein Jahr gelagert oder transportiert wird, bevor er auf die Supermarkttheke kommt, verliert er pro Tag viele Vitamine. Und in dieser Kombination hat es das Obst tatsächlich bis ganz unten in der Nahrungspyramide geschafft. Kleiner Verbrauchertipp von meiner Seite: Nährstoffe wie Mineralien und Vitamine produzieren tatsächlich Geschmack. Eine intensiv schmeckende Frucht hat wahrscheinlich mehr Nährstoffe als eine Frucht, die nach nichts schmeckt. Noch mehr Geschmack hat nur Obst, in das man Geschmacksstoffe hineinspritzt.

Für mich war es sehr erstaunlich zu hören, dass das schädlichste Frühstück darin besteht, morgens einen Smoothie zu trinken. Niemals war es in der Menschheitsgeschichte möglich, auf einen Schlag 18 Orangen voller Fruchtzucker zu sich zu nehmen. Das hält dann tatsächlich die beste Bauchspeicheldrüse nicht aus. Das einzige Nahrungsmittel, das an der Spitze der Ernährungspyramide geblieben ist, ist das Gemüse. Falls ihr also morgens einen Green Smoothie trinkt, liegt ihr goldrichtig.

Genauso war ich von der Tatsache überrascht, dass es völlig unwichtig ist, zu frühstücken. »Frühstücke wie ein König«, hat man früher gesagt. Frühstück war die wichtigste Mahlzeit des Tages, damit bin ich aufgewachsen. Dieser Spruch wurde uns von einem ärztlichen Kollegen präsentiert. Und zwar niemand Geringerem als Dr. Harvey Kellogg. Und er hat jede Menge seiner eigenen Frühstücksflocken damit verkauft. Weizen mit Zucker obendrauf! In Milch! Alles, was ein Kind braucht – um die Rente nicht zu erleben, würden wir heute ergänzen. War aber eine andere Zeit. Da haben wir noch an das Gute im Menschen geglaubt. Jedes Mal, wenn wir Süßes essen, muss der Körper Insulin ausschütten, um den giftigen Zucker so schnell wie möglich aus dem Blut zu bekommen. Meist schüttet er sicherheitshalber mehr Insulin aus, als wir brauchen. Daher haben wir eine halbe Stunde nach dem Essen plötzlich weniger Zucker im Blut als vorher. Das nennt sich dann Suppenkoma, weil das Gehirn ohne Zucker nicht arbeiten kann. Am besten für den Insulinspiegel wäre es, wenn wir möglichst wenig Mahlzeiten zu uns nehmen würden. Oder wie unsere Vorfahren nur alle drei Tage ein Mammut. Die sich den Magen vollschlugen, weil sie noch keine Gefrierbeutel hatten, um das Mammut ohne Unterbrechung der Kühlkette einzufrieren. Einmal alle drei Tage Insulinschock, das war kein Problem. Dass wir heutzutage den ganzen Tag Mahlzeiten und Snacks einnehmen, war wahrscheinlich nicht von der Natur vorgesehen. Das Schlimme ist, dass viele von uns ja versuchen, sich gesund zu ernähren. Wir geben uns Mühe, investieren Zeit und Geld und scheitern daran, dass wir von der Industrie hinters Licht geführt werden.

Habe ich schon von der Zeit erzählt, als die beste Ehefrau von allen und ich vom Zucker entgiftet haben? Nur selbst gekocht, kein Zuckerzusatz. Nach drei Tagen hatte ich Grippe, mit Fieber und Schüttelfrost. Ich war schwach und konnte keine Treppe mehr laufen. Furchtbare Kopfschmerzen und schrecklich schlechte Laune kamen on top. Ich habe damals einige Blogartikel darüber geschrieben, die ihr heute noch lesen könnt. Da kommt die schlechte Laune ziemlich gut rüber. Wer jemals einen Heroinjunkie beim Entzug gesehen hat: Genauso sah ich aus. Wer also nicht glaubt, dass Zucker süchtig macht, sollte das unbedingt mal ausprobieren. Wer sich jetzt fragt, welche Wirkungen der Zucker genau auf den Körper hat, kann natürlich medizinische Fachzeitschriften lesen. Aber jeder hat die ein oder andere Tante oder Oma, die zuckerkrank ist und die wir einfach nur fragen müssen. Wunden heilen nicht mehr, Organe wie die Niere versagen, die Augen leiden, und die Nerven werden zerstört. Daher fühlen Zuckerkranke oft ihre Füße nicht mehr und können nicht mehr richtig gehen. Etwa so wie ein Alkoholiker. Auch der Alkohol schädigt die Nerven – sieht von außen daher ziemlich gleich aus.

Pharaonenfrass – wie Weissbrot schon Mumien krank machte

Über Weißmehlprodukte ist man sich auch einig. Raffiniertes Mehl hat einen besonders hohen Kohlenhydratanteil und wird im Dünndarm sehr schnell in Zucker aufgespalten. Der gelangt ins Blut und treibt den Blutzuckerspiegel ähnlich in die Höhe wie gewöhnlicher Haushaltszucker. Eine kleine Geschichte am Rand: Als man eine ägyptische Mumie untersuchte, war man doch sehr erstaunt, arteriosklerotische Veränderungen zu finden. Bisher dachten wir immer, dass Arteriosklerose eine Erkrankung der modernen Wohlstandsgesellschaft sei. Bei weiteren Untersuchungen fand man heraus, dass die Hälfte aller Mumien zu Lebzeiten an

Arteriosklerose gelitten hat. Zuerst dachte man an den Verzehr von fettigem Fleisch. Aber wir haben ja bereits über die Zusammenhänge zwischen Fleischverzehr und Cholesterinspiegel im Blut einiges gehört, außerdem haben die Ägypter gerne fettarm gegessen. Dann fanden die Forscher heraus, dass die Oberschicht in Ägypten die Ersten waren, die raffiniertes Mehl als Luxusgut nutzten, während die breite Masse in Ägypten normales Vollkornmehl verwendete. Da ägyptische Pharaonen gerne ihre Diener mit in den Pyramiden begraben ließen, konnte man sehr gut die Unterschiede zwischen den gesunden Arterien der Diener und den verkalkten Arterien der Pharaonen erkennen. Andere Erklärungen für diese Unterschiede schieden nahezu aus. Ägypter haben fettarmes Fleisch gegessen, sich viel bewegt, und Tabak war dort nicht bekannt. Durch Weißmehl wird außerdem das Risiko für Diabetes, Gallensteine und bestimmte Augenerkrankungen erhöht. Wir wissen auch, dass sich rheumatische Gelenkbeschwerden sofort verbessern, wenn man statt normalem Weißmehl Vollkornprodukte verwendet. Ein deutscher Professor namens Werner Kollath, der sogenannte Pionier der Vollwerternährung, hat vor einigen Jahren einen Versuch gemacht. Eine Gruppe von Tieren fütterte er mit Weißmehl und normalem Futter. Einen zweiten Teil mit Vollkornmehl und einen dritten Teil nur ausschließlich mit Weißmehl. Die gemischte Gruppe entwickelte Erkrankungen, wie sie bei modernen Menschen auch vorhanden sind: Zahnprobleme, Blutveränderungen, Augenkrankheiten, Nieren- und Leberschädigungen sowie Tumore. Die Tiere, die nur mit Weißmehl gefüttert wurden, entwickelten keine chronischen Erkrankungen – was aber nur daran lag, dass sie schon nach wenigen Wochen starben und keine Zeit hatten, welche zu entwickeln.

Der letzte Bissen Weisheit – und warum weniger manchmal mehr ist

Was bleibt also, wenn wir versuchen, uns intensiv mit dem Thema Ernährung auseinanderzusetzen? Das Gefühl, dass man nur wenig richtig machen kann, aber viel verkehrt. Das Verändern von Ernährungsgewohnheiten ist ausgesprochen schwierig und auch zeitaufwendig. Wir haben alle nur begrenzt Kraft zur Verfügung und müssen uns gut überlegen, wie wir die einsetzen. Jeder, der mal wie ich eine Diät gemacht hat, weiß, wie anstrengend eine Ernährungsumstellung ist. Selbst wenn wir uns diese Mühe machen würden, werden die Nährstoffe durch eine Schädigung der Darmbakterien oft gar nicht erst aufgenommen. In der ganzheitlichen Psychotherapie stecken wir die bei den Patienten anfangs noch spärliche Kraft in eine Darmsanierung, Sport und Meditation und beschränken uns erst mal darauf, Weißmehlprodukte und vor allem Zucker zu reduzieren. Immer wieder haben wir auch Patienten, die nur noch sehr wenige Lebensmittel essen können. Ich höre dann Aussagen wie: »Ich ernähre mich nur noch von Reiswaffeln oder knabbere an gekochten Kartoffeln.« Wir können diese Nahrungsmittelunverträglichkeiten sehr gut untersuchen, vermeiden einige Zeit die erkannten Lebensmittel und helfen den Patienten mit individualisierten Rezeptbüchern.

Kurz & knapp

Eine Ernährungsumstellung ist wichtig, aber kräftezehrend. Darum starten wir damit erst, wenn die Patienten schon etwas Energie zurückgewonnen haben. Zuerst geht es nur darum, das Schlimmste zu vermeiden – Zucker, Weißmehl & Co. raus! Eine Nervenzelle ist wie ein Wasserfass: Anfangs füllen wir sie lieber mit dem »Gartenschlauch« der Nahrungsergänzung auf, später reicht dann eine gesunde Ernährung, um den Wasserstand zu halten.

Vitamine und Co. – warum eine Banane am Tag nicht reicht

Wir sprachen bereits über die körperlichen Ursachen von psychischen Symptomen wie Überlastung oder Depressionen. Dabei lohnt es sich auch, einen Blick auf die Wirkung von Vitaminen zu werfen. Keine Sorge, das soll jetzt nicht wie ein Lehrbuch klingen, in dem jedes Vitamin und seine Funktion der Reihe nach erklärt werden oder mit Listen, welche Lebensmittel besonders viel davon enthalten. Es geht vielmehr darum, ein Gefühl für die Zusammenhänge zu bekommen und zu verstehen, wie vielfältig die Ursachen für psychische Symptome sein können.

Vitamin D – der Sonnenschein für deine Zellen

Selbstverständlich beginnen wir diesen Zusammenhang mit Vitamin D. Früher dachten wir, dass Vitamin D ausschließlich dafür verantwortlich ist, Calcium aus dem Darm aufzunehmen und es im Skelett zu speichern, um starke Knochen zu bekommen. Heute wissen wir, dass die Wirkung von Vitamin D viel umfassender ist. Besonders das Immunsystem und das Herz-Kreislauf-System profitieren davon, aber vor allem das Nervensystem ist auf Vitamin D angewiesen. Und da komme ich ins Spiel.

In den letzten zehn Jahren habe ich unzählige Studien zu Vitamin D gelesen. Manche sind regelrecht euphorisch und versprechen eine Risikosenkung bei Krebserkrankungen, Demenz, Prostatavergrößerung, Diabetes, Autoimmunerkrankungen wie

Multiple Sklerose und vielen anderen Leiden. Teilweise werden Zahlen von 90 Prozent und mehr genannt. Dann gibt es andere, ebenfalls solide Studien, die kaum Veränderungen feststellen. Natürlich behauptet jede Seite, die Wahrheit gepachtet zu haben.

Wenn man sich viele dieser Studien genauer anschaut, fallen bestimmte Muster auf. So verändert sich beispielsweise das Krebsrisiko in den ersten zwei Jahren kaum, später aber oft deutlich. Das deutet darauf hin, dass Krebsprozesse langwierig sind und der Schutz durch Vitamin D erst über längere Zeit wirkt. In manchen Studien wird Vitamin D fast wie ein Medikament betrachtet: Heute gegeben, nächste Woche kein Effekt, also unwirksam. Es gibt Hinweise, dass eine tägliche Einnahme effektiver ist als eine wöchentliche Dosis. Oft wird es jedoch zu niedrig dosiert.

Da Vitamin D fettlöslich ist, kann eine Überdosierung zu Vergiftungen führen. Weil wir bei den meisten Menschen den genauen Spiegel nicht kennen, verschreiben Ärzte oft zu wenig – meist 500 bis 800 IE, was der Empfehlung der Deutschen Gesellschaft für Ernährung entspricht. In meiner Praxis zeigt sich jedoch, dass Frauen oft um die 3000 IE und Männer um die 56 000 IE pro Tag benötigen, um einen guten Spiegel aufrechtzuerhalten. Das würde ich aber niemals ohne regelmäßige Kontrolle empfehlen, besonders da manche Patienten gerne mal das Doppelte nehmen und sich später beschweren.

Eines ist jedoch sicher: In keiner Studie wurden negative Auswirkungen von Vitamin D festgestellt. Im schlimmsten Fall war die Wirkung gering positiv – was ja auch nicht schlecht ist. Bezüglich der Psyche beschreibt die Chefärztin der Fachklinik Fürstenhof in Bad Wildungen eine Verdoppelung der Depressionsfälle bei zu niedrigem Vitamin-D-Spiegel. Ist auch nachvollziehbar, da Vitamin D ein Gen aktiviert, dass die Umwandlung von Tryptophan in Serotonin steuert. Ebenso beeinflusst Vitamin D die Expression von Genen, die an der Dopaminsynthese beteiligt sind. Gleichzeitig unterstützt es die Bildung neuer Nervenzellen und schützt das Gehirn vor Entzündungen

Aber glaubt bloß nicht, dass ein Spaziergang an der frischen Luft ausreicht, um den Spiegel zu verbessern! Oder dass gelegentliches Sonnenbaden der Handgelenke reicht – diesen Mythos hört man leider immer noch. Mein Lieblingswert für Vitamin D liegt bei 150 nmol/l. Unser Labor gibt einen oberen Wert von 200 nmol/l an, also habe ich da noch reichlich Spielraum. Der durchschnittliche Hannoveraner liegt im Winter bei etwa 30 nmol/l und im Sommer bei 50 nmol/l. Ich habe auch schon mal meinen Golftrainer im Sommer gemessen. Er arbeitet unter freiem Himmel und schmiert sich nie mit Sonnencreme ein, egal, wie oft ich ihm das sage. Er hatte einen Vitamin-D-Wert von 55 nmol/l, mehr wird das nicht.

Sonne bewirkt also tatsächlich einen Unterschied. Aber der ist in etwa so bedeutend wie Deutschlands Songauswahl beim Eurovision Song Contest in den letzten Jahren. Wenn wir mal nicht auf dem letzten Platz landeten, dann garantiert auf dem vorletzten. Es wundert mich wirklich, dass wir da immer noch unverdrossen teilnehmen und nach wie vor so viel Geld investieren.

Es geht nicht um die Zeit, die man in der Sonne verbringt, sondern darum, in welchem Winkel die Sonne auf die Erde trifft. Und in Norddeutschland steht die Sonne leider sehr schräg am Himmel. In diesem Winkel verliert sie viel Kraft und kommt kaum noch durch die Haut. Schon gar nicht im Alter, wenn der Körper weniger Vitamin D bildet und es daher besonders wichtig wäre. Und dann gilt natürlich, was ich immer sage: Medizin ist nicht monokausal. Im therapeutischen Alltag hat niemand nur aus Vitamin-D-Mangel eine Depression. Es ist nur eine von vielen Stellschrauben, die vielleicht 10–20 Prozent ausmacht. Aber das ist natürlich noch lange kein Grund, dass man darauf verzichten sollte.

Vitamin C – Immunsystem auf Speed

Eine meiner ersten Erfahrungen mit Vitamin C habe ich kurz vor meinem zweiten Staatsexamen gemacht. Ich hatte 14 Tage Zeit, um mich auf die mündliche Prüfung vorzubereiten, als mich eine schwere Grippe erwischte. Ich lag im Bett und konnte keinen klaren Gedanken fassen, obwohl jede einzelne Stunde dieser 14 Tage unglaublich wichtig gewesen wäre. In meiner Verzweiflung ging ich in die Unibibliothek in Göttingen und suchte in zahlreichen Büchern nach Hinweisen, wie man eine Grippe verkürzen kann. Nach kurzer Zeit stieß ich auf Vitamin C und fand Studien, die darauf hindeuteten, dass man Erkältungen positiv beeinflussen kann. Das war damals wirklich eine neue Erkenntnis, heute lacht man darüber, weil es so selbstverständlich klingt. Damals hat mich aber noch etwas anderes fasziniert: Bei Labormäusen konnte die Lebenserwartung durch hohe Gaben von Vitamin C von 40 auf 60 Tage erhöht werden. Die Mäuse wurden plötzlich viel älter, als es je möglich gewesen war. Das war mein erster Kontakt mit dem Thema Anti-Aging und hat meine Aufmerksamkeit auf Vitamine gelenkt – etwas, das für mich bis dahin keine Rolle gespielt hatte. Im Medizinstudium kamen Vitamine überhaupt nicht vor.

Vitamin C senkt das Risiko, an Corona zu versterben, und reduziert die Sterblichkeit auch allgemein. In Studien haben Patienten auf einer Intensivstation in den ersten fünf kritischen Tagen eine 81 Prozent bessere Überlebenschance, wenn sie Vitamin C erhalten, unabhängig davon, woran sie erkrankt sind. Man hat ihnen 50 mg pro Kilo Körpergewicht verabreicht, also bei einem 70-kg-Patienten wären das 3,5 Gramm intravenös. In China hat man zufällig 948 Menschen untersucht, und die mit höheren Vitamin-C-Spiegeln hatten eine niedrigere Sterblichkeitsrate, weniger Herzprobleme und weniger Krebs.

Es scheint also, als seien die Studien, die ich als Student gefunden habe, in den letzten Jahren tatsächlich bestätigt worden. Keine Studie hat ein schlechtes Ergebnis gezeigt, auch wenn in einigen nur ein geringer oder kein positiver Effekt zu erkennen war. Vitamin C ist ein starkes Antioxidans, das freie Radikale neutralisiert – Teilchen, die Körpergewebe schädigen und Krebs auslösen können. Gleichzeitig kann das durch Vitamin C verbesserte Immunsystem Krebs besser bekämpfen. Dann gibt es noch Bakterien, die unsere Gefäße angreifen und kleine Schädigungen verursachen können, an denen sich später Cholesterin festsetzt. Das führt zu Gefäßverengungen und möglicherweise zu Herzinfarkten. Hier lässt sich mit Vitamin C vorbeugen. Demenz entsteht im Gehirn durch Mikroentzündungen der Nerven, die langfristig zum Untergang von Gehirngewebe führen. Auch diese Entzündungen werden durch Vitamin C verbessert.

Ich selbst gebe es allerdings allen meinen Patienten, weil es ein wichtiger Faktor bei der Synthese von Dopamin, Noradrenalin und Adrenalin ist – also sowohl für unsere Motivation und unser Glück als auch für unsere Belastungsfähigkeit entscheidend. Den Anti-Aging-Faktor nehmen wir dabei gerne als positiven Nebeneffekt mit.

Magnesium – vom Waden- zum Wundermittel

Die erste Doktorarbeit, die mir angeboten wurde, sollte sich mit Magnesium befassen. Der Professor kündigte das damals mit den Worten an: »Für Magnesium interessiert sich kein Mensch. Wir vermuten, es lindert Wadenkrämpfe, und es wird seit Jahren dafür verschrieben, aber bewiesen hat das noch keiner. Berühmt werden Sie mit dieser Doktorarbeit nicht!« Damals interessierte sich tatsächlich niemand für Vitalstoffe. Bei einer Fortbildung wollte kürzlich jemand zwei Stunden über Magnesium reden. Konnte ich mir kaum vorstellen. Zehn Minuten, gut und schön, aber wie sollte man mit Wadenkrämpfen zwei Stunden füllen? Doch dann hat Klaus Kisters ein wahres Feuerwerk abgebrannt, von dem ich hoffe, einiges korrekt wiedergeben zu können.

Ähnlich wie bei Vitaminen hat sich auch der Magnesiumgehalt in Lebensmitteln stark verringert: 1914 enthielten bestimmte Lebensmittel noch 400 mg, die auf 100 Gramm 2018 nur noch 20 mg enthielten. Viele Mineralwässer enthalten kaum noch Magnesium, und gängige Medikamente gegen Bluthochdruck, Diabetes oder Magenschmerzen führen zusätzlich zu Magnesiumverlusten. Der Magnesiumbedarf ist erhöht bei Diabetes, Herz-Kreislauf-Erkrankungen, Stress, Post-Covid und Magen-Darm-Erkrankungen.

Die Liste der Symptome eines Magnesiummangels ist beeindruckend: Ängstlichkeit, Antriebslosigkeit, Schwäche, Depressionen, Kopfschmerzen, Appetitstörungen, verminderte Stressresistenz, Schlafstörungen, Muskelkrämpfe, Gedächtnisprobleme, Verstopfung, Herzrhythmusstörungen, Bluthochdruck und sogar plötzlicher Herztod. Das ist eine ganze Menge – und viele dieser Symptome fallen direkt in meinen Bereich! Außerdem kann Magnesium den Cholesterinspiegel senken und Insulinresistenz verhindern.

Die besten Magnesiumarten sind Magnesiumtaurat und Magnesiumcitrat, und es kann in Tablettenform eingenommen werden, ohne dass eine gefährliche Überdosierung möglich ist. Nur Durchfall kann auftreten, wenn man zu viel davon einnimmt – daher besser morgens und abends etwas. Wenn ich an all die Patienten denke, die ihr Leben lang Abführmittel genommen haben, hätten sie sich wahrscheinlich eine solche Wirkung gewünscht!

500 mg Magnesiumcitrat sollen die Entstehung von Diabetes

mellitus verhindern können – das ist doch beeindruckend! Die Einnahme von 720 mg Magnesium senkt den systolischen Blutdruck um 12,9 und den diastolischen um 6,9 Punkte. Wer also mit einem Blutdruck von 150/86 Medikamente nehmen muss, könnte durch Magnesium seinen Blutdruck in den Normbereich bekommen. Ist doch gar nicht so langweilig, wie mein Professor damals behauptet hat!

Das Partygag-Vitamin

Niacin ist ein Vitamin, das man schnell mal übersieht. Bereits 1952 wurde es zur Behandlung von Schizophrenie eingesetzt. Schon 1955 wusste man, dass es den Cholesterinwert senken und das »gute Cholesterin« (HDL) stark erhöhen kann. Heutzutage muss fast jeder dritte Über-Fünfzigjährige Statine zur Cholesterinsenkung nehmen. Wir haben ja schon darüber gesprochen, wie wichtig Cholesterin für den Körper ist, daher können dadurch auch Probleme entstehen.

Nicotinsäure (Vitamin B3) senkt hingegen in einer Dosis von 3000 mg die Herzinfarktrate um 27 Prozent (Coronary Drug Research Group: Clofibrate and Niacin in coronary heart disease. JAMA, 1975). Triglyceride werden um 30–70 Prozent reduziert, das »schlechte« LDL um 10–20 Prozent gesenkt und HDL um 20–35 Prozent erhöht. Und all das erreicht man mit einem Vitamin!

Leider gibt es einen kleinen Haken: Wenn man nicht an das Vitamin gewöhnt ist, bekommt man einen sogenannten Flush. Die Blutgefäße erweitern sich, werden besser durchblutet – das führt zu knallroten Ohren und Wangen, und es kribbelt ein paar Minuten im ganzen Körper. Als Partygag ist das nur für andere lustig! Es gibt sogar eine Firma, die ihrem aktivierenden Abnehmpulver

Niacin beimischt, weil man sofort die sehr starke Wirkung spürt. Ich selbst kann mich an den Effekt nicht gut gewöhnen und werde demnächst mal Flush-freies Niacin ausprobieren.

Wundert euch also nicht, wenn ihr mich bei einem Vortrag seht und ich einen knallroten Kopf habe. Ihr wisst Bescheid!

SAMe – Glück to go

S-Adenosylmethionin verwende ich in letzter Zeit immer häufiger. Es ist an vielen Stoffwechselprozessen beteiligt, aber am wichtigsten für uns sind die Synthese und Regulierung von Serotonin, Dopamin und Noradrenalin. SAM wird seit Jahren als natürliches Antidepressivum verwendet. Natürlich nicht als Ersatz für richtige Antidepressiva, aber vielleicht als Unterstützung. Es hilft sehr gut bei Stresspatienten, weil es Noradrenalin in Adrenalin umbaut, was eine viel geringere Halbwertszeit hat. Früher habe ich Patienten mit Überlastung eine Infusion gelegt, in der auch Methionin war. Nach einer halben Stunde waren sie zum ersten Mal seit Langem entspannt. Oder wie es ein Patient ausdrückte: »Das ist wie ein Leben lang zu stehen, um sich dann zum ersten Mal hinzusetzen.«

Neurotransmitter – ein Gefühl geht auf Sendung

Wenn im Gehirn die Neurotransmitter streiken, merkt ihr schnell: Konzentration und Motivation gehen auf Urlaub – und ihr schaut nur noch die Decke an. Neurotransmitter sind ein Thema, mit dem ich mich wirklich jeden Tag beschäftige. Wenn wir uns fragen, wie das Gehirn wirklich funktioniert, müssen wir uns die Nerven anschauen. Wenn ich ein Bild sehe, wird dieses Bild von den Augen aufgenommen und vom Sehnerv weitergeleitet. Danach kommt es in das sogenannte Zwischenhirn und wird anschließend zur Sehrinde weitergeleitet. Wenn wir über das Gesehene auch noch nachdenken, versuchen, es zu verarbeiten oder darauf zu reagieren, wird es natürlich noch viel komplexer. Die Weiterleitung innerhalb eines Nervs ist relativ einfach geregelt, ähnlich wie in einem Kabel. Die Informationsweitergabe von einem Nerv zum anderen ist da schon etwas schwieriger. Wir müssen uns vorstellen, dass am Ende eines Nervs ein sackartiges Gebilde ist, in dem chemische Substanzen lagern. Bekommt dieser Sack jetzt einen Stromstoß, wandern diese Neurotransmitter aus dem Sackinneren zur Wand und werden dort freigelassen. Je stärker der Stromstoß ist, desto mehr Neurotransmitter werden freigelassen. Diese befinden sich danach zwischen zwei Nerven, dem sogenannten synaptischen Spalt, und können an einem anderen Nerv andocken. Dort lösen sie wieder ein elektrisches Potenzial aus, und der Reiz wandert weiter durch das Gehirn.

Wenn diese Weiterleitung gestört ist, wird ein Impuls nicht richtig weitertransportiert. Beim Muskel kennt dieses Phänomen jeder. Bei der allerersten Kniebeuge braucht ihr relativ wenig Willenskraft, damit der Muskel die gewünschte Tätigkeit ausübt. Und dann merkt ihr, dass ihr euch immer mehr anstrengen müsst, der

Muskel aber immer schwächer wird. Irgendwann platzt euch vor Anstrengung die Birne, und dennoch passiert im Muskel gar nichts mehr. Im Gehirn ist es ähnlich. Wir brauchen einen immer stärker werdenden Impuls, um immer weniger Neurotransmitter auszuschütten. Je nachdem, um welche geistige Leistung es hier geht, heißt das, dass wir uns immer schlechter konzentrieren, nicht mehr zuhören oder uns nichts mehr merken können. Wer aus der Schule erinnert, dass er sich in der ersten Stunde besser konzentrieren konnte als in der sechsten, kennt das. Oder wenn man eine Mathearbeit über drei Stunden statt über nur eine schreiben musste, wurde es am Ende schon eng mit der Konzentration. Das Gleiche gilt aber auch, wenn wir drei Marvel-Filme hintereinander sehen. Am Ende können wir uns nicht mehr konzentrieren und nach den Filmen laufen wir herum wie Zombies, weil im Kopf gar nichts mehr geht.

In der Nervenzelle wandern Neurotransmitter von innen wieder näher zum Rand, und nach einer gewissen Regenerationszeit sind wir auch wieder aufnahmefähig. Dazu sind in der Schule die Pausen da. Sind aber keine Neurotransmitter mehr in den Synapsen und werden vielleicht gar keine mehr produziert, sieht es mit der Regeneration schon anders aus. Wir können uns nicht mehr aufraffen und starren im Extremfall nur noch die Wand an. Leichte geistige Anstrengungen können noch recht lange durchgeführt werden. Genau wie leichte Gewichte noch recht lange gehoben werden können. Wenn ihr aber auf dem Bett liegt und nicht mal mehr die Kraft für Instagram und TikTok habt, wird es ernst. Und genau diese Aussage hört man von vielen 15-Jährigen heutzutage.

Von Natrium bis Bürokratie – Die wilde Welt der Elektrolyte

Die elektrische Reizweiterleitung läuft über Elektrolyte wie Natrium, Kalium und Kalzium. Daher ist es natürlich wichtig, bei jedem neuen Patienten die Elektrolyte zu messen. Dafür ist ein besonderes Verfahren notwendig. Beim Hausarzt werden die festen Blutbestandteile wie rote oder weiße Blutkörperchen abzentrifugiert und nur die freie Flüssigkeit auf Elektrolyte untersucht. Insbesondere bei Kalium aber befinden sich über 90 Prozent der Elektrolyte innerhalb der Zelle. Sollte außerhalb der Zelle Kalium fehlen, wird das einfach von innerhalb wieder ersetzt. Manche Elektrolytstörungen erkennen wir also nur, wenn wir sowohl die Elektrolyte innerhalb als auch außerhalb von Zellen messen. Dieses Verfahren nennt sich Vollblut-Mineralanalyse und findet sich nur selten. Es lohnt sich insbesondere bei unklaren Herzrhythmusstörungen.

In den Anfangszeiten meiner ganzheitlichen Psychotherapie hatte ich diese negativen Erfahrungen häufiger. Internistische Kollegen beschwerten sich entweder darüber, dass ich in ihren Gefilden wilderte. Oder dass sich ihre Patienten darüber beschwerten, dass sie diese Untersuchungen nicht durchgeführt hätten und sie deswegen blöd dastanden. Und diese Meinung kann ich bestens verstehen. Wenn ich von der gesetzlichen Krankenkasse nur ein paar Euro für Laborleistungen zur Verfügung habe, kann man damit keine großen Sprünge machen. Und wenn ich auch nur maximal zehn Minuten pro Patient Zeit habe, schon gar nicht. Ich kann ein Symptom erkennen und eine Tablette dagegen geben. Immerhin sind wir mit der Zeit pro Patient besser als in Indien, China oder Pakistan. Die Statistik sieht hier genauso aus wie die beim Eurovision Song Contest: Deutschland weit abgeschlagen auf einem der drei letzten hinteren Plätze. Schweden, USA oder Bulgarien liegen bei deutlich über 20 Minuten pro Patientenkontakt, und da kann man schon viel mehr machen. Da hat sich in Deutschland seit meiner Kindheit wirklich viel getan. Ich kann mich an Zeiten erinnern, wo der Hausarzt zu mir nach Hause kam, um mich zu untersuchen. Das habe ich seit Jahren nicht mehr erlebt. Vielleicht noch in Altenheimen. Und gerne schauen wir neidisch auf die bevorteilten Privatpatienten. Eine Therapiestunde für einen Privatversicherten kostet 92,50 Euro. Der Betrag ist seit 1992 konstant. Die gesetzliche Kasse bezahlt bis zu 112 Euro. Daher gibt es Psychotherapiepraxen, die keine Privatversicherten aufnehmen.

Und nur am Rande verrate ich euch jetzt meine Lieblingsstatistik: Im Jahre 2021 gab es in Deutschland 416 120 Ärzte. Es gab 96 verschiedene gesetzliche Krankenkassen mit zum Teil bis 60 000 Mitarbeitern (AOK) pro Krankenkasse. Die Vorstandsgehälter der großen Krankenkassen liegen meist im Bereich von 300 000 bis 400 000 Euro pro Jahr plus Boni. Jetzt kurz diese Zahlen zusammenrechnen, wirken lassen und dann die Frage beantworten: Wofür werden eure Krankenkassenbeiträge verwendet? Natürlich nicht nur für Verwaltung. Die macht meistens nur 6 Prozent aus. Aber es zeigt, um welch riesige Beträge es geht.

Wenn die Batterie blinkt – Neurotransmitter im Dauerstress

Doch kommen wir zur Reizweiterleitung des Gehirns zurück. Ein elektrischer Impuls schüttet Neurotransmitter aus, die am nächsten Nerv wieder andocken. Neurotransmitter werden nach ihrer Ausschüttung deaktiviert, abgebaut und Teile davon wieder vom Nerv aufgenommen. Diese müssen wieder zusammengebaut werden, was zusätzliche Materialien benötigt. Obwohl ich es wirklich hasse, zu sehr ins Detail zu gehen und euch zu langweilen, erkläre ich das etwas ausführlicher, damit jedem von uns klar wird, dass geistige Energie nur begrenzt zur Verfügung steht und aufwendig produziert werden muss. Viele meiner Patienten glauben tatsächlich zu Beginn unserer Behandlung, dass geistige Kraft eine unendliche Ressource ist, mit der man völlig verschwenderisch umgehen kann. Sind die Neurotransmitterbehälter prall gefüllt, reicht schon ein kleiner geistiger Impuls, um uns dazu zu bewegen, aufzustehen und etwas zu erledigen. Genau wie wir es vorhin beim Muskel beschrieben haben. Später muss ich Neurotransmitter aus dem Inneren des Behälters an den Rand befördern, was stärkere geistige Impulse erfordert, also mehr Willenskraft, um uns zur gleichen Handlung zu bewegen. Sind alle Neurotransmitter verbraucht, reichen selbst stärkste geistige Impulse nicht mehr aus, um uns zum Aufstehen zu bewegen. Viele Menschen halten sich in diesem Moment für faul, entwickeln Schuldgefühle und versuchen mit maximaler Willenskraft gegen ihren Körper anzukämpfen. Das wäre genauso, wie wenn wir bereits einen sehr starken Muskelkater haben und trotzdem immer noch mit maximaler Kraft weitertrainieren würden, weil wir uns nur für zu schwach halten. Weder könnten wir auf diese Art sinnvoll Muskeln aufbauen, noch wäre es besonders gesund.

Ich bin zum ersten Mal im 10. Semester meines Studiums an einen Punkt gelangt, wo meine geistigen Fähigkeiten völlig erschöpft waren. Bis zu diesem Zeitpunkt war ich davon überzeugt, dass geistige Kraft immer unbegrenzt zur Verfügung stünde. Ich konnte mir noch nicht mal vorstellen, dass man sich nicht alles merken konnte, was in einer Vorlesung gesagt würde. In dieser Zeit musste ich mich für mein zweites Staatsexamen vorbereiten, viele Abschlussprüfungen als Qualifikation dafür erledigen und parallel habe ich nachts an meiner Doktorarbeit gesessen. Ich erinnere mich noch daran, wie ich den Professor anschaute und mich zwang, zuzuhören. Aber nach maximal drei Wörtern war alles wie weggeblasen. Ähnlich ist es, wenn man in einem Buch die gleiche Seite wieder und wieder liest. Und am Ende der Seite keine Ahnung hat, worum es ging.

Nicht faul – sondern erschöpft

Wenn ich bei Patienten die Neurotransmitter messe, sind sie immer wieder erstaunt, wie niedrig ihre Werte tatsächlich sind. Schwarz auf weiß erkennen sie, dass sie nicht zu faul sind, um ihren Alltag zu erledigen, oder zu desorganisiert, sondern einfach geistig viel zu erschöpft. Erst dann sind die meisten wirklich bereit, mit mir an ihrer Regeneration zu arbeiten. Ohne es schriftlich zu sehen, sind die meisten doch davon überzeugt, dass sie sich einfach nur nicht genug anstrengen, um ihre Arbeit zu erledigen.

Woher diese Überzeugung kommt, ist natürlich eine Frage der Persönlichkeit, die meistens direkt aus der Erziehung stammt. Darum geht es im dritten Teil des Buches. Wenn ich eine geistige Arbeit erledigen will, wäre es natürlich am schlausten, diese mit 100 Prozent geistiger Leistungsfähigkeit anzugehen. Wenn ich bei Olympia die Goldmedaille im 100-Meter-Lauf gewinnen möchte, würde ich wahrscheinlich auch nicht die 10 Kilometer zum Stadion vorher joggen. Die meisten meiner Patienten fahren mit dem Auto zur Arbeit, was bedeutet, dass sie sich mindestens eine halbe Stunde schon einmal hochgradig konzentriert haben müssen. Dass sie bis dahin über Zeitungen oder Handy schon jede Menge Informationen aufgenommen und damit Neurotransmitter verbraucht haben, ist heutzutage selbstverständlich. Dass der Kopf in den Ruhephasen auch die ganze Zeit arbeitet und über berufliche Themen nachdenkt, ist genauso sinnvoll, wie wenn unser Sprinter in seinen Trainingspausen weiter trainieren würde. Auf einer sehr einfachen

Ebene macht das Sinn: Je mehr ich trainiere, desto besser bin ich. Oder je mehr ich über ein Problem nachdenke, desto bessere Lösungen finde ich. Ein Sportler, der ständig trainiert, käme jedoch völlig erschöpft zum Training und könnte dort keine Leistung mehr erbringen. Möglicherweise würde er zum Ausgleich zu Hause weiter trainieren, um das versäumte Pensum nachzuholen. So entsteht ein folgenschwerer Teufelskreis, der dazu führt, dass es ihm zunehmend schlechter geht. Klingt nicht sinnvoll. Genauso machen es aber viele Berufstätige. Sie schaffen ihre Arbeit nicht und nehmen sie nach Hause mit, um sie dort zu erledigen. Dadurch gibt es abends keine Phasen der Regeneration mehr, was dazu führt, dass tagsüber im Büro noch weniger geschafft wird. Danach wird die Arbeit am Wochenende erledigt, und dann fehlt auch diese Regenerationsphase. Dieses Muster ist längst nicht so selten, wie es vielleicht klingt. »Ich will ja montags einen leeren Schreibtisch haben!«

Müssiggang ist aller Gesundheit Anfang

Wichtig ist, durch Regeneration und gute Ernährung möglichst viele Neurotransmitter im Gehirn zu produzieren. Als Erstes müssen wir Leistung und Regeneration als gleichwertig betrachten. Oder sogar die Regeneration als wichtiger. Energieproduktion und Verbrauch sind wie Geldeinnahme und -ausgabe. Erst sollte man das Geld verdienen, dann ausgeben. Haben Sie schon mal den Satz gehört: »Ich verbringe so viel Zeit mit Geldausgeben, dass ich für Arbeit keine Zeit habe?« Früher war Regeneration selbstverständlich, insbesondere in Zeiten ohne elektrisches Licht. Ist evolutionstechnisch nicht so lange her, wie man meinen könnte. Heute haben wir eine Arbeitsverdichtung, wir können Tag und Nacht arbeiten. Daher müssen wir uns aktiv um unsere Regeneration Gedanken machen.

Neurotransmitter zu bauen ist eine komplexe chemische Reaktion, bei der wir viele unterschiedliche Stoffe brauchen. Manche sind schon vorhanden, andere nicht. Gebe ich auf Verdacht diejenigen, die schon vorhanden sind, verschiebe ich bestimmte Gleichgewichte und verschlechtere die Situation möglicherweise. Daher ist es unumgänglich, gute Ausgangsuntersuchungen zu machen, um festzustellen, was tatsächlich im Moment am dringendsten benötigt wird. Die meisten Untersuchungsergebnisse korrelieren genau mit dem Gesundheitszustand der Patienten, und die meisten haben ausgesprochen viele Defizite. Ich erarbeite mit dem jeweiligen Patienten einen Therapieplan für drei Monate, und danach wird neu untersucht. Weil meist sehr viele Vitalstoffe auf dem Plan stehen, kommt sich der Patient wie sein eigener Großvater vor, der schon fünf Tabletten braucht, um seinen Blutdruck zu stabilisieren. Ich versuche, jeden Patienten zum Experten seiner eigenen Erkrankung zu machen. Alles wird ganz genau erklärt. Ohne diese Motivation und das Verständnis für die Hintergründe würden viele Patienten diese Kur abbrechen. Genau wie viele Patienten ihre Blutdruckmedikamente nicht mehr nehmen, weil »jetzt ja der Blutdruck in Ordnung ist!«. Das Gute ist, dass es meistens nur vier Tage dauert, bis die Patienten die ersten Verbesserungen bemerken. Der Schlaf wird tiefer, man wacht erholter auf, kann sich leichter und besser konzentrieren, und die Stimmung wird etwas besser. Und mein Tipp an alle Therapeuten, die Lust haben, auf eine ähnliche Art und Weise zu arbeiten: Schreibt genau auf, was die Patienten in der ersten Stunde sagen, oder lasst sie einen Test ankreuzen, mit dem sie ihre Beschwerden festhalten. Viele Patienten können sich an ihren Ausgangszustand nicht mehr erinnern und gewöhnen sich so schnell an ihren neuen Gesundheitszustand, dass sie oft das Gefühl haben, es hätte sich kaum etwas getan. Dann lese ich ihnen ihre eigenen Originaltöne der ersten Stunde vor, und wir schauen uns die Tests an. Die Leute können sich wieder daran erinnern, dass sie das gesagt haben, und wissen, wie es ihnen damals ging, doch es kommt ihnen sehr weit weg vor.

Neurotransmitter aufladen – Essen, Schwitzen, Glücklichsein

Für diejenigen, die jetzt ungeduldig werden und sich fragen, was sie genau für ihre geistige Kraft tun können, werde ich jetzt mal ein bisschen konkreter. Als Erstes brauchen wir eine Ernährungsform, die die Aminosäure Tryptophan beinhaltet. Das wären zum Beispiel Nüsse, Vollkorngetreide, Käse wie Parmesan, Emmentaler oder Edamer, Hülsenfrüchte oder Fisch. Dann brauchen wir bestimmte Darmbakterien, um das Tryptophan aus dem Essen herauszuholen. Besonders wichtig sind hier Laktobazillen oder Bifidobakterien. Im nächsten Schritt brauchen wir zusätzlich B-Vitamine, Magnesium, Eisen, Vitamin C und D, um eine veränderte Tryptophanversion (5-HTP) herzustellen. Jetzt kommt ein Schritt, der den meisten meiner Patienten die größten Probleme bereitet: Wir müssen sportlich aktiv sein. Nur unter körperlicher Aktivität wird ausreichend von dem 5-HTP durch die sogenannte Blut-Hirn-Schranke im Gehirn aufgenommen. Denkt an mein Lieblingsbeispiel, dass das Gehirn einfach nur ein weiterer Muskel ist. Kein Muskel würde ohne Aktivität größer und kräftiger werden, oder ohne Nährstoffe. Erinnert euch daran, was ich über meine ersten Fitnessstudioerfahrungen als Student erzählt habe. Ich habe trainiert ohne gute Ernährung und keinen einzigen Muskel aufgebaut. Erstaunlicherweise habe ich noch nie die Frage gestellt bekommen, ob Denken nicht genug Belastung für das Gehirn darstellt, um mehr Nährstoffe aufzunehmen. Klingt irgendwie logisch. Beim Nachdenken wird Zucker aus dem Blut geholt, da das Gehirn zwar nur 2 Prozent der Körpermasse ausmacht, aber 20 Prozent der gesamten Energie verbraucht. Kein Wunder, dass wir durch geistige Arbeit Energiemangel bekommen. Durch Denken werden auch Nährstoffe im Gehirn aufgenommen. Aber nur durch Sport wird die Produktion von Neurotransmittern stimuliert. Ebenfalls wird die Neurogenese, die Bildung von Nervenzellen gefördert. Daher hilft uns Sport langfristig, während Denken nur Energie verbraucht.

Dopamin – Wenn dein Gehirn eine Party schmeisst

Der Neurotransmitter Dopamin ist für Motivation, Antrieb, Energie und viele andere Dinge verantwortlich. Er wird aus der Aminosäure Tyrosin gebaut und braucht ebenfalls Eisen, die Vitamine C und D, Kupfer und mehrere B-Vitamine. Wenn ihr euch also immer schon gefragt habt, wozu Vitamine eigentlich gut sind, haben wir hier eine von vielen möglichen Verwendungen. Durch die ausreichende Versorgung und Einspeicherung von Neurotransmittern kann die Weiterleitung von einem Nerv zum anderen gewährleistet werden. Je nachdem, wie voll eure Speicher mit Neurotransmittern sind, entscheidet das, wie lustig ihr meine Witze findet. Wie meinen legendären Stockwitz. Wenn ihr es schafft, das Buch bis zum Ende zu lesen, verrate ich ihn euch. Sind eure Neurotransmitter leer, könnt ihr zwar rational nachvollziehen, wo der Witz ist, aber nicht darüber lachen. Ihr kennt das Phänomen von einer Party, wo ein Typ einen Witz nach dem anderen erzählt. Irgendwann geht das auf die Nerven, weil eure Reserven für lustige Gefühle erschöpft sind. Das gilt auch für andere Gefühle: Bei einem Horrorfilm nervt es, wenn eine gruselige Szene nach der anderen kommt. Daher bauen Regisseure immer wieder ruhige Phasen ein, in denen sich das Gehirn regenerieren und Kraft schöpfen kann.

Drogen wie Cannabis sorgen für eine vermehrte Neurotransmitterausschüttung, daher kann es passieren, dass ihr euch bei normalen oder sogar schlechten Witzen völlig schlapp lacht. Also genau das Gegenteil von dem, was bei einer Depression passiert. Leider kommen durch Cannabis keine neuen Neurotransmitter ins Gehirn, daher verbrauchen wir unsere Reserven nur. Ist ungefähr so, als würde ich am ersten des Monats mein gesamtes Gehalt in der Kneipe vertrinken. Großartiger Abend, aber der Rest des Monats sieht mau aus. Manche Nerven im Gehirn halten auch nur eine begrenzte Spannung aus, bevor sie durchschmoren. Daher passiert es immer wieder, dass insbesondere junge Gehirne nach Cannabis Fehlfunktionen entwickeln, z. B. in Form von Halluzinationen, was ja auch zum Teil erwünscht ist. Wenn die aber nicht mehr weggehen, ist das nicht mehr witzig.

Vor meinem ersten Tag in der Psychiatrie der Uniklinik Göttingen war ich auf einer Party. Ich habe viele neue Leute kennengelernt. Auch Carsten, einen Jurastudenten. Er wollte unbedingt das erste Mal kiffen. Ich habe ihm viel Spaß gewünscht und bin recht früh nach Hause, weil ich für den neuen Job fit sein wollte. An meinem ersten Tag von vielen in der Psychiatrie wurde ich direkt auf die geschlossene Station gesteckt. Dort galt es als besonders lustig, die Neuen reinzulegen und zu veralbern. Pfleger versteckten sich unter einem Tuch in der Leichenhalle und sprangen dann hoch, wenn der Neue alleine den Raum betrat. Meist weil er irgendwas holen musste: Blutdruckspitzen, Blutdruckabfälle oder andere Dinge, die es nicht gibt, aber logisch klingen. Ich habe es auch noch erlebt, dass neue Mitarbeiter in ihrer ersten Schicht am Bett festgebunden wurden. Natürlich nur, um ihnen das Gefühl zu vermitteln, wie sich diese Situation bei einem Patienten anfühlt, nicht etwa aus Sadismus oder zur persönlichen Erheiterung der Pfleger, die ein chronisches Minderwertigkeitsgefühl gegenüber Ärzten haben. Meine Aufgabe an diesem Tag war es, bei einem Patienten in die Gummizelle zu gehen und ihm Blut abnehmen. Was ich nicht wusste, war, dass dieser Patient in der Nacht zwei Pfleger k. o. geschlagen hatte. Bis dahin war mir nicht einmal bewusst gewesen, dass es noch Gummizellen gab. War auch die letzte, die ich je gesehen habe. Ich da also rein, während die Belegschaft durch den Türspalt feixend zusah. Und da lag auf dem gepolsterten Boden der Gummizelle mein Freund Carsten vom Abend zuvor. Er erzählte was von Außerirdischen und dass ich auf mich aufpassen sollte. Glücklicherweise blieb er bei mir als vertrauter Person harmlos. Sehr zur Enttäuschung der Pfleger. Nicht so harmlos war, dass er die nächsten acht Wochen im Krankenhaus bleiben musste und nur sehr langsam seinen Weg in die Realität zurückfand.

Als ich später in der Notaufnahme arbeitete, wurde einmal pro Woche ein meist junger Mann eingeliefert, der das erste Mal gekifft hatte und eine Psychose entwickelte. Seitdem sehe ich das Thema Kiffen kritischer. Das eigene Gehirn schädigen, weil es so lustig ist, zu sehen, wie es nicht mehr richtig funktioniert, ist nur so lange witzig, bis sich dieser Zustand nicht mehr von alleine normalisiert.

Kurz & knapp

Neurotransmitter sind wie Briefe, die quer durch den Kopf geschickt werden. Liebesbriefe, Einkaufslisten oder Motivationsschreiben: Sind die Briefmarken alle, kommen sie nicht an. Fehlt uns Serotonin, können wir keine Emotionen mehr empfinden, uns schlecht konzentrieren, sind nah am Wasser gebaut und entwickeln eine innere Unruhe bis hin zu Ängsten. Dopamin ist eher für Antrieb, Belohnung und Motivation verantwortlich. Wir können die Neurotransmitter noch nicht direkt in der Nervenzelle messen, aber schauen, ob alle Bausteine vorhanden sind oder ob im Bausatz etwas fehlt.

Hormone – wenn die Biochemie Stimmung macht

Stimmungsschwankungen sind fast so gefährlich, wie seine Frau darauf hinzuweisen. Aber Spaß beiseite: Hormone sind ein schwieriges Thema – doch leider auch sehr wichtig. Neben dem Darm eine weitere Sache, von der ich mir sicher war, niemals etwas damit zu tun haben zu müssen. Schauen wir uns erst einmal die weibliche Seite an.

Früher hat man sich bei weiblichen Hormonen hauptsächlich mit dem Östrogen beschäftigt. Abgesehen von der Funktion auf Eisprung und Fruchtbarkeit schützen Östrogene vor Herzinfarkt, sorgen für glatte Haut, indem sie die Bildung von Kollagen anregen, oder stärken die Knochen, indem sie die Zellen stimulieren, die die Knochensubstanz in die Knochen einbauen. Noch wichtiger für uns ist, dass Östrogene förderlich auf die Produktion von Serotonin oder andere Botenstoffe im Gehirn wirken und damit einen antidepressiven Effekt haben. Viel wichtiger aus meiner Sicht ist jedoch das Progesteron. Haben wir weniger Progesteron als Östrogen, was man als sogenannte Östrogendominanz bezeichnet, kann das zu Gewichtszunahme, Stimmungsschwankungen, depressiven Verstimmungen, Kopfschmerzen, Schwindelanfällen, Konzentrationsschwierigkeiten, Schlafstörungen, Libidoverlust und vielen anderen Symptomen führen. Also genau die Symptome, aufgrund derer mich viele Leute überhaupt erst aufsuchen. Wie bei vielen anderen Beispielen gilt auch hier: Es gibt selten nur eine Ursache. Oft gesellt sich die Östrogendominanz zu anderen Ursachen hinzu. Zu einer Östrogendominanz kommt es hauptsächlich in den großen hormonellen Übergangszeiten einer Frau: Pubertät, Schwangerschaft oder Klimakterium. Insbesondere in den Wechseljahren kann es sein, dass es immer wieder zu Zyklen ohne Eisprung kommt, und damit wird auch kein Progesteron gebildet. Diese Phasen können allerdings auch beim Absetzen der Pille oder Essstörungen wie Bulimie oder Magersucht aufkommen. Und wie soll das anders sein, natürlich auch bei meinem Lieblingsthema Stress. Unsere Stresshormone Cortisol und Progesteron werden beide aus dem gleichen Grundmaterial gebaut, nämlich dem Cholesterin, aus dem später Pregnenolon entsteht. Haben wir einen chronisch erhöhten Stresspegel, verbraucht der Körper daher das Pregnenolon für das Cortisol und hat nichts für Progesteron übrig. Das sollten wir uns merken: Cholesterin ist wichtig für all unsere Hormone – also auch für Östrogen und Testosteron – und für unsere Stresshormone. Haben wir viel Stress, wird die Freisetzung von Fettsäuren aus dem Fettgewebe gefördert, die in der Leber zu unserem »schlechten« Cholesterin werden (LDL), damit daraus Hormone produziert werden. Wenn wir viel Stress haben, müssen wir also nicht so sehr auf unsere Ernährung achten als vielmehr den Stress reduzieren. Das ist auch einer von vielen Gründen, warum der Einsatz von Statinen zur Cholesterinsenkung kritisch zu betrachten ist. Der Körper kann entweder Cortisol oder Progesteron bilden, aber nicht beides gleichzeitig. Einer der Gründe, warum man unter Stress schlechter Kinder bekommen kann. Dies lässt sich in Krisenzeiten auf der Welt sehr gut statistisch nachweisen. Anstatt Statistiken zu lesen, brauchen wir aber nur unsere eigene Lebenserfahrung zu befragen. Wir hatten alle schon mal Stress und waren auch schon mal in einem entspannten Urlaub. Und wir wissen alle, bei welcher Gelegenheit wir mehr Lust auf Sex hatten. Falls ihr also ein Paar kennt, das grade in einer Kinderwunschbehandlung ist und mit Hormonen herumfuchtelt, Sex nach Zeitplan hat und sich dabei ständig streitet, weil es nicht funktioniert, wisst ihr, warum diese Behandlungen so selten erfolgreich sind.

Progesteron & Schilddrüse – die geheimen Strippenzieher deiner Energie

Wenn die Energie plötzlich flöten geht, die Stimmung Achterbahn fährt und die Hormone verrücktspielen, liegt das oft nicht am Zufall. Hinter den Kulissen ziehen Progesteron und die Schilddrüse die Fäden. Progesteronmangel geht oft mit Schilddrüsenstörungen einher. Östrogen kann Symptome einer Schilddrüsenunterfunktion verursachen. Eine Schilddrüsenunterfunktion kann auf die Eierstöcke wirken und einen Progesteronmangel verursachen. Auch Entzündungen der Schilddrüse im Sinne einer Hashimoto-Thyreoiditis werden überdurchschnittlich häufig zwischen dem 40. und 50. Lebensjahr beobachtet, in der Zeit, wo das Progesteron absinkt. Auch hier gibt es Verbindungen zu Stress und einem Überschuss an Cortisol, welches das Immunsystem hemmt. Aus meiner Erfahrung heraus beobachte ich ca. bei jeder zweiten Patientin, die unter chronischem Stress leidet, ein Schilddrüsenproblem. Anfangs entwickelt sich eine Schilddrüsenüberfunktion, um die mangelnde Kraft des Körpers auszugleichen, später aufgrund der dauernden Überlastung dann eine Schilddrüsenunterfunktion. Und jede dritte Patientin ab 40 mit chronischer Stressstörung hat dann auch einen Morbus Hashimoto. Ein Morbus Hashimoto bessert sich oft während der Schwangerschaft. In dieser Zeit nimmt die Progresteronkonzentration kontinuierlich zu, was ein weiterer Hinweis auf den Zusammenhang von Schilddrüse und Progesteronmangel ist. Progesteron ist dafür verantwortlich, dass sich eine befruchtete Eizelle in der Gebärmutter einnisten kann. Progesteronmangel kann also dafür verantwortlich sein, das es erst gar nicht zu einer Schwangerschaft kommt oder diese verfrüht endet. Ich glaube nicht, dass es da eine offizielle Statistik gibt, aber ich sehe in den letzten 20 Jahren sowohl eine deutliche Zunahme von stressbedingten Erkrankungen als auch einer Zunahme von Problemen, auf natürlichem Wege schwanger zu werden.

Bierbauch, Dopamin und andere ungelöste Rätsel

Auch beim Mann sehen wir deutliche Folgen eines Progesteronmangels. Es kann zu sexuellen Störungen und erektiler Dysfunktion kommen, Muskelmasse geht verloren, das Bauchfett steigt an, man wird müde und kriegt verstärkt Depressionen. Insbesondere beim Bauchfett entsteht ein Teufelskreis, da das Bauchfett selber Testosteron in Östrogen umwandelt. Progesteron schützt beim Mann die Fortpflanzungsorgane, hält die Spermien gesund und bekämpft den Bierbauch. Genau wie bei Frauen steigert es die Serotoninproduktion, macht uns also glücklicher. Wir bekommen weniger Hunger, es beruhigt das Gehirn und schützt vor Stress, fördert die Reparatur von Nervenzellen und erhöht Dopamin. Als körpereigenes Hormon!

Wenn ein Arzt den Körper auf sein gewohntes Maß an Progesteron zurückführt, verändert er also keine Körperfunktion wie mit anderen Medikamenten, sondern bringt ihn nur in den Zustand, den er ursprünglich haben sollte. Das ist der Kern der funktionellen Medizin. Man könnte sie auch ursprüngliche Medizin nennen. Wir bringen den Körper in den Zustand, den er ursprünglich haben sollte. Dadurch bekommen wir großartige und beeindruckende Verbesserungen ohne Nebenwirkungen. Und nur, um es noch einmal deutlich zu sagen: Ich will keine Art von Doping mit Hormonen betreiben. Ich versuche nur, den Körper in seinen optimalen, ursprünglichen Zustand zu bringen. In den Sechziger- und Siebzigerjahren wurde synthetisches Östrogen und Progesteron eingesetzt. Schon kurz nach Einführung der Pille und auch der Hormonersatztherapie bei Frauen in oder nach den Wechseljahren kam es zu vielen schlimmen Nebenwirkungen, die dazu geführt haben, dass Hormonbehandlungen heute mit größter Vorsicht eingesetzt werden. Man geht davon aus, dass die Nebenwirkungen entstanden sind, weil man künstliche Hormone hergestellt hat, die länger anhielten und stärker wirkten. Man hat also nicht den Körper in seinen ursprünglichen Zustand gebracht, sondern künstlich verändert. Erst in den letzten Jahren gewannen sogenannte bioidentische Hormone an Bedeutung. Hormone, die genau wie die körpereigenen sind. Wenn körpereigene Hormone Krebs oder Schlaganfälle verursachen würden, wären Männer und Frauen mit 19 Jahren davon betroffen. Dann haben sie die höchsten Hormonspiegel. Nicht mit 55, wenn die Hormone oft kaum noch nachweisbar sind. Dennoch gibt es hierfür nicht genug Langzeitstudien, daher muss man immer noch vorsichtig sein.

Mein Leben als hormonelles Versuchskaninchen

Ich traue mich nur mit einem Menschen riskante Studien zu betreiben. Das bin ich selbst. Ich habe mir von einer Apotheke in Frankfurt Tabletten anfertigen lassen, die alle Hormone enthielten, die ich als 35-Jähriger im Blut hatte. Der Gedanke war, sich hormonell auf den Stand eines 35-Jährigen zu bringen. Selbstverständlich habe ich vorher meine eigenen Hormone gemessen und davon abgezogen. Ich habe auch Minispuren von Progesteron und Östrogen dazugetan. Auch Männer brauchen Östrogen für den Knochenstoffwechsel, für einen schützenden Effekt auf das Herz-Kreislauf-System, zur Blutdruckregulierung und um das Gehirn zu schützen. So gesehen könnten sehr viele Alterungsprozesse allein von den Hormonen abhängig sein. Während es zunächst großartig funktionierte, der Schlaf besser wurde, die Stimmung, Gewicht und vieles mehr, wurde sich bei der zweiten Packung wohl beim Östrogen verrechnet. Um eine lange Geschichte kurz zu machen, ich war der erste männliche Patient bei der Mammografie seit Langem. Kann nicht alles ein voller Erfolg werden. Nur weil ich die Frage immer wieder bekomme: Nein, es sind mir keine Haare gewachsen. Dafür muss ich wohl doch nach Istanbul.

Medizinische Schizophrenie – Wie Zahlen uns verrückt machen

Medizinisch gibt es natürlich auch Kollegen, die sagen, dass bestimmte Verschlechterungen und Einschränkungen im Alter völlig normal und nicht zu behandeln sind. Das sieht man zum Beispiel am Normwert des Testosteronspiegels. Der Normwert des Testosteronspiegels ist im Alter von 30 viel höher als der Normwert mit 60. Früher hat man das auch mal bezüglich des Blutdrucks behauptet. Als ich noch studiert habe, hat man gesagt, dass ein Blutdruck von 100 plus Lebensalter als normal gilt. Heute weiß man, dass das Herzinfarktrisiko steigt, wenn ein Wert von 140 mmHg überschritten wird, egal, wie alt man ist. Während ich hier schreibe, wird gerade überlegt, ob nicht jeder mit einem Blutdruck über 120 schon Tabletten nehmen müsste. Die bisherige Praxis mit den Normwerten hat zu so merkwürdigen Situationen geführt wie bei einem Patienten von mir. Er wurde im Alter von 55 mit Hormonen substituiert, da sein Testosteronwert sehr niedrig war. Die Therapie half ihm sehr gut, er war weniger depressiv, hatte mehr Energie, fühlte sich leistungsstärker, hatte weniger Bauchfett und daher auch bessere Blutwerte. Einige Tage nach seinem 60. Geburtstag erklärte ihm sein behandelnder Arzt, dass seine Werte jetzt völlig normal wären und er deswegen keine Testosteronbehandlung mehr bekäme. Er konnte sich das nicht erklären und hätte mit der Therapie auch gerne weitergemacht. Der Arzt weigerte sich jedoch aufgrund der guten Normalwerte. Als ich mir die Werte anschaute, habe ich gesehen, dass sein Spiegel nach wie vor niedrig war. Die Normwerte hatten sich jedoch mit seinem 60. Geburtstag verändert. Der Arzt erklärte ihm also indirekt, dass es für einen 60-Jährigen völlig in Ordnung sei, depressiv, dick und antriebsschwach zu sein, für einen 59-Jährigen jedoch nicht.

Hormonpräparate nimmt man in der Medizin natürlich nur, wenn nichts anderes hilft. Wenn es möglich ist, sollte man den Hormonspiegel ohne Hilfsmittel verbessern. Ausdauersport und Gewichtsverlust bewirken hier oft Wunder. Wir untersuchen routinemäßig die Hormone. Hormongaben sollten über mehreren Jahre erfolgen, Patienten verbringen in einer ganzheitlichen Psychotherapie aber nur drei bis sechs Monate. Es müssen bei Hormongaben auch viele andere Untersuchungen durchgeführt werden, daher verweise ich in solchen Fällen gerne an die Spezialisten. Der Urologe kann dann auch regelmäßig die Prostata untersuchen. Ihr braucht allerdings Experten, die sich mit Hormonen wirklich gut auskennen. Nicht jeder Urologe oder Gynäkologe hat Interesse an oder Ahnung von bioidentischen Hormonen. In vielen Fällen wird immer noch gerne auf die Pille oder die Spirale verwiesen.

Kurz & knapp

Auch Hormone haben ihre Finger im Spiel, wenn unsere Stimmung Achterbahn fährt – und das gilt nicht nur für Frauen. Ein Mangel an Progesteron kann Stimmungsschwankungen, depressive Verstimmungen, Konzentrationschaos und Schlafprobleme verursachen. Männer sind bei Testosteron ähnlich betroffen, nur dass der Abfall langsamer vonstattengeht und deshalb oft unentdeckt bleibt. Hormonersatztherapien können Wunder wirken – vorausgesetzt, es handelt sich um naturidentische Produkte, und die Profis wie Urologen oder Gynäkologen sind mit im Boot. Aber vorher gilt die goldene Regel: Erst erkennen, dann therapieren.

Long und Post-Covid – der Marathon nach der Infektion

Long Covid ist kein Sprint, sondern ein Marathon – und viele starten ihn bereits mit schweren Beinen. Typische Symptome bei Long Covid sind Konzentrationsstörungen, Antriebsarmut, Schwäche, Müdigkeit oder ein genereller Energiemangel, sodass man den Tag nicht mehr bewältigen kann. Bei dieser Ähnlichkeit zum Thema Burnout ist Long oder Post-Covid eine wichtige Differenzialdiagnose. In den meisten meiner Fälle setzen sich Überlastungserkrankungen aus mehreren Ursachen zusammen. Persönlichkeitsthemen wie Perfektionismus oder Konfliktscheu, Verhaltensthemen wie Regenerationsmangel im Alltag und körperliche Ursachen wie Schilddrüsenprobleme, Hormonmangel, Schädigungen des Darms oder halt Long Covid. Manche dieser Themen haben wir unser ganzes Leben lang und können sie kompensieren. Kommen sie aber zusammen, wird es schwierig. Wenn euer Hausarzt sagt, dass bei euch alles nur an der Schilddrüse liegt, dann hat er halt nur bei der Schilddrüse etwas Auffälliges gefunden. Andere Bausteine sind weniger oder gar nicht aufgefallen. Mediziner mögen es lieber nicht so kompliziert. Mein Oberarzt der Chirurgie hat immer gesagt: »Wenn in die Notaufnahme einer reinkommt, und es juckt ihn, dann hat er Läuse oder Flöhe, aber nicht beides!« Meistens haben wir ein Symptom und einen Auslöser dafür. Und meist kennen wir nur das Symptom und nicht mal den Auslöser. Operiert man zum Beispiel einen älteren Menschen, der körperlich kaum noch Energie oder Nährstoffe hat, kann die Belastung der Operation reichen, damit die anderen Organe auch die Arbeit niederlegen. Multiorganversagen heißt es dann. In solchen Fällen wäre ein übergeordneter Blick auf das Gesamtsystem schon wünschenswert, nicht nur auf die Hüfte.

Long Covid trifft oft auf eine bereits vorgeschädigte Situation. Die Stressbelastung der Pandemie hat den Körper ausgelaugt. Tägliche Schreckensmeldungen, die Angst vor einer Erkrankung, das Eingesperrtsein auf engstem Raum oder die Sorge um die eigene Existenz – all das hat enorm belastet. Gleichzeitig haben die geschlossenen Fitnessstudios und Sporthallen eine Regeneration verhindert. Urlaub war nicht möglich – ebenso wenig Essen gehen, Kino oder andere Ablenkungen. Dies ist die stressbedingte Vorschädigung, auf die nun das Virus trifft. Und wir wissen ja mittlerweile, was Stress mit dem Immunsystem anstellt.

Long, Post und das tägliche Chaos im Körper

Wenn es nach einer Infektion mit SARS-CoV-2 zu anhaltenden Beschwerden kommt, wird es nach mehr als vier Wochen als Long Covid bezeichnet, nach mehr als zwölf Wochen spricht man von Post-Covid. Die häufigsten Beschwerden sind Müdigkeit, eingeschränkte Belastbarkeit, Atemnot, Kopfschmerzen, Muskelschmerzen, Gliederschmerzen, Geruchs- und Geschmacksstörungen. Etwas weniger häufig dann Husten, Schlafstörungen, depressive Verstimmungen, Ängste und Denkstörungen. Etwas seltener als das treten Lähmungsgefühle, Kribbeln, Missempfindungen, Schwindel, Durchfall, Übelkeit, Herzrasen oder Herzstolpern auf. Wie man sieht, ist fast die Hälfte der Symptome neurologischer oder psychiatrischer Natur, genau wie bei Depressionen oder Stressstörungen.

Zum aktuellen Zeitpunkt ist die Ursache von Long oder Post-Covid nicht genau bekannt. Betrachte ich meine vielen Long-

Covid-Patienten, können diese Phänomene übrigens genauso gut nach der Impfung wie nach einer Infektion auftreten. Im Moment geht man davon aus, dass entweder Viren im Darm oder Nervensystem überdauern und zu wiederkehrenden Entzündungen führen oder ähnliche Symptome durch überschießende Immunantworten ausgelöst werden. Möglich ist auch, dass es Autoimmunreaktionen gibt, bei denen das Immunsystem immer wieder körpereigenes Gewebe angreift. Ich selbst kann mir das gut vorstellen, da ich nach meiner Infektion alle 14 Tage das Gefühl hatte, erneut erkrankt zu sein. Ich bekam Halsschmerzen, Kopfschmerzen wie bei einer frischen Infektion, nur dass der Spuk nach zwei Tagen wieder weg war. Nach rund einem Jahr hörte das auf, ebenso die starke Müdigkeit, die mich um 16 Uhr auf die Couch zwang. Entweder habe ich also die Viren aus dem Körper vertrieben, oder es gibt kein Hirngewebe mehr, das sie vernichten können. Manches ist aber geblieben: immer wieder Wortfindungsstörungen bei den einfachsten Begriffen. Während mir früher eher Namen von Schauspielern chinesischer Spartenfilme gefehlt haben, komme ich heute nicht mehr auf den Fachbegriff »Tür«. Weitere Mechanismen für Long und Post-Covid sind ein durch den Virus bedingter niedriger Level an Stresshormonen, unterschwellige Entzündungsreaktionen, Stoffwechselveränderung oder Störungen der Mitochondrien. Fast alles Themen, die ihr schon kennt. Alles Themen, die wir bei Überlastungsstörungen genauso finden würden.

Die heimliche Pandemie im Bauch

Das Untersuchungsergebnis bei vielen meiner Patienten ist fast immer das gleiche: niedrige Neurotransmitterwerte, erhöhte Stresshormone, Schädigungen von Mitochondrien und – sehr zu meiner Verwunderung – Störungen des Darms. Bestimmte Darmbakterien fehlen bei fast allen Long-Covid-Patienten. Insbesondere Bifidobakterien und Laktobazillen. Genau wie wir es bei Überlastungsstörungen beschrieben haben. Ich habe immer wieder die Rolle von Darmbakterien bei Long und Post-Covid hinterfragt. Ausgerechnet eine deutsche Forschergruppe schreibt jetzt im Journal »Fortschritte der Medizin«, dass Covid von einem Ungleichgewicht der Darmbakterien begleitet wird, das auch nach Verschwinden des Virus überdauert. Sie sagen sogar, dass der Schweregrad der Erkrankung mit der Schwere der Darmbakterienstörung korreliert.

Im »Journal of Immunopathological Pharmacology« steht, dass Bifidobakterien und Laktobazillen während einer Infektion und danach vermindert sind. Beide haben aber positive Effekte bei Virusinfekten. Sie schlagen vor, dass man Bakterien therapeutisch einsetzen sollte, auch um die Wirkung des Impfstoffs zu verbessern. Erinnern wir uns, dass der Mangel von genau diesen beiden Darmbakterien die Tryptophanaufnahme verringert und damit auch die Produktion unseres Konzentrations- und Glückshormons Serotonin beeinträchtigt! Das ist der Zusammenhang, den wir klinisch schon immer gesehen haben.

Reboot für Körper und Kopf

Es wurde unter anderem auch deutlich, dass Corona bei einem vorgeschädigten Darm, wo bereits viele Bakterien fehlen, besonders starke Symptome verursacht. Das heißt jetzt nicht, dass jeder mit Long-Covid-Symptomen sofort loslaufen muss, um sich Darmbakterien aus der Apotheke zu besorgen. Bei Long Covid rate ich dazu, die Darmbakterien zu untersuchen und erst einmal zu schauen, ob überhaupt welche fehlen, und dann nur die zu geben, die wir auch brauchen. Wir schauen nach den Stresshormonen und den anderen Neurotransmittern und untersuchen natürlich die Mitochondrien. Eine meiner Post-Vac-Patientinnen ist jeden Morgen Eisbaden gegangen. Nach einem halben Jahr arbeitet sie wieder als Personal Trainerin. Wir suchen nach unterschwelligen Entzündungen. Eine Freundin von mir ist in Düsseldorf Expertin für Post-Covid und gibt selten auch mal antivirale Medikamente, wenn Patienten davon überzeugt sind, dass Viren bei ihnen überdauert haben. Sie hat mir von einem Patienten erzählt, der nach zehn Tagen Paxlovid völlig gesund war, also wirklich noch Viren im Körper gehabt haben muss.

Und selbst wenn wir alles untersuchen und behandeln, hat der Virus bestimmte Gewebe wie z. B. im Gehirn möglicherweise schon kaputtgemacht. Alles, was wir im Moment machen können, ist, unseren Körper bei der Regeneration optimal zu unterstützen und ihn so stark wie möglich zu machen.

Kurz & knapp

Covidfolgeerkrankungen sind ein Paradebeispiel dafür, dass gleich mehrere Systeme gleichzeitig aus dem Takt geraten können: Darm, Neurotransmitter, Hormone und noch einiges mehr. Wer hier erfolgreich helfen will, muss also alles im Blick haben und behandeln. Und wie es das Leben so will – kaum ist man durch, wartet schon die nächste Coronarunde.

Gene – wer spielt die Tasten?

Mit Genen wurde ich bereits im Biologieunterricht gequält. Es war damals schon ziemlich langweilig, und vor allem klang alles sehr vorherbestimmt. Man bekam den Eindruck, dass das ganze Leben durch Gene festgelegt sei. Daher hatte ich nie das Interesse, Gene genauer zu untersuchen. Warum sollte ich einen Patienten behandeln, wenn er wegen seiner Gene depressiv war? Was sollte ich denn dann dagegen machen?

Erst lange nach meinem Studium entdeckte ich die Epigenetik. Wer jetzt bei Google nachschaut, wird feststellen, dass der Begriff schon in den 1940er-Jahren geprägt wurde. Also war es entweder noch nicht Teil meines Studiums, oder ich habe an dem Tag gefehlt. Die Epigenetik entscheidet, welche Teile der Gene aktiv sind und welche nicht. Vergleicht man das Ganze, könnte man sagen: Die Gene sind der Computer, und die Epigenetik ist die Software. Und die kann auf demselben Computer ganz unterschiedlich sein. Ich habe das erst verstanden, als jemand mir erklärte, dass unsere Gene das Klavier mit allen Tasten seien. Und die Epigenetik der Klavierspieler, der entscheidet, welche Tasten er verwendet. Damit sind die Gene also doch nicht so deterministisch, wie es zunächst schien.

Im Alltag einer ganzheitlich psychotherapeutischen Praxis kann es einen Unterschied machen, ob ein Patient genetisch nur eingeschränkt Glückshormone bilden kann oder ob die Rezeptoren nicht gut auf Hormone reagieren. Oder ob jemand nur schlecht Stresshormone abbauen kann. Mittlerweile kennt man 44 verschiedene Gene, die Depressionen beeinflussen können.

Wir untersuchen meist diese Gene:

- → **TPH2:** Hierdurch kann es zu Einschränkungen in der Serotoninbildung kommen. Patienten bräuchten möglicherweise eine direkte Zufuhr von 5-HTP.
- → **5-HTT/SERT:** Dieses Gen reguliert die Menge an Serotonin, die vom Nerv in den synaptischen Spalt freigesetzt und anschließend wieder aufgenommen wird. Wenn dieses Gen nur eingeschränkt funktioniert, können Antidepressiva nicht richtig wirken.
- → **5-HTR2a:** Dieses Gen codiert den Serotoninrezeptor. Stellt euch vor, ihr wollt jemanden besuchen, aber die Klingel ist kaputt. Da können dann zehn Leute vor der Tür stehen, und es gibt doch keine Party. Ohne Rezeptor nützt das ganze Serotonin nichts.
- → **COMT:** Dieses Gen codiert das Hormon, das Stresshormone abbaut. Ist es zu gering, werden Stresshormone zu langsam abgebaut. Patienten sind immer auf Vollgas, reden und denken viel schneller als andere, brauchen aber auch mehr Nährstoffe und brechen daher auch schneller mit Überlastungssymptomen zusammen. Auch diese Genvariante kann gut unterstützt werden, wenn man es weiß. Methionin oder S-Adenosyl-Methionin helfen beim Abbau von Stresshormonen, bauen das langanhaltende Noradrenalin in Adrenalin um, um es schneller abzubauen. Die COMT-Enzymaktivität kann aber genetisch auch erhöht sein. Damit können wir Stress besser abbauen, sind aber nicht so leistungsfähig. Das ist wie die Frage, ob ein Auto mit viel PS und hohem Verbrauch gut oder schlecht ist. Hat beides seine Vor- und Nachteile.
- → **MAO-A:** Dieses Gen codiert die Monoaminooxidase, das Enzym, das Serotonin, Dopamin und Noradrenalin abbaut. Stellt euch vor, ihr produziert durch einen guten Darm und gesunde Ernährung mit viel Sport unglaublich viele Glückshormone –

und dann sorgt ein extrem hohes MAO-A dafür, dass alles sofort wieder abgebaut wird!

Es gibt zahlreiche weitere Gene, wahrscheinlich werden täglich neue gefunden. Die meisten Patienten finden es sehr erleichternd, wenn sie schwarz auf weiß sehen können, warum sie sich immer schon anders gefühlt haben. Jetzt können sie auf der körperlichen Ebene ihre Defizite ausgleichen und auf der Verhaltensebene Strategien entwickeln, ihre Besonderheiten für sich zu nutzen. Wenn wir wissen, dass wir schnell Serotonin abbauen, müssen wir die Patienten auf einen anderen Spiegel einstellen als bei langsamem Abbau. Oder man passt den Alltag den eigenen Besonderheiten an. Mein Patient Carsten (Name natürlich geändert, eigentlich heißt er Karsten) konnte niemals abschalten, hat jedes Detail sehr genau wahrgenommen und sehr schnell Migräne durch die Informationsüberlastung bekommen. Jetzt sitzt er im Tower des Flughafens Hannover und betrachtet den Luftraum. Gibt mir jedes Mal ein gutes Gefühl, wenn ich fliege. Die meisten Menschen nehmen schon nach fünfzehn Minuten nichts mehr auf dem Monitor wahr, weil das Gehirn die immer gleichen Informationen einfach ausblendet und die Gedanken abdriften. Man schaut dann durch den Monitor hindurch und sieht nichts mehr. Bei Carsten ist es anders, er passt immer auf. Danke, Carsten!

RESÜMEE

Körpercheck abgeschlossen

Bevor ihr gleich ins nächste Kapitel sprintet, werfen wir noch einen Blick zurück – auf das, was der Körper uns bisher verraten hat. Psychische Symptome können sehr viele Ursachen haben. Meist sind es Kombinationen von vielen kleinen Ursachen. Nur so ist zu erklären, warum von Mitarbeitern, die alle die gleiche Arbeit erledigen, manche krank werden und andere nicht. Oder warum nicht alle Soldaten die gleiche posttraumatische Belastungsstörung entwickeln. Oder manchmal gar keine auslösende Ursache erkennbar ist und es den Menschen dennoch schlecht geht.

Ein Sprichwort sagt: »Ein guter Arzt erkennt nicht nur die Krankheit, sondern auch deren Differenzialdiagnosen.« Das sind auch die unwahrscheinlichen Ursachen für ihre Symptome. Wenn ihr mit Niedergeschlagenheit, Konzentrations- und Antriebsstörungen zum Arzt geht, er eine Depression diagnostiziert und euch ein Antidepressivum verschreibt, ist das eine gute Behandlung. Schaut er jedoch auch auf die Schilddrüse, den Darm, Vitamine, Hormone, psychische Belastungen und andere Faktoren, dann finde ich das noch viel besser.

Bekommt man aber gleich ein Antidepressivum ohne vorherige Untersuchungen, sind wir auf dem Stand der heutigen medizinischen Realität angekommen. Und das ist nicht unbedingt die Schuld der Ärzte, die unter Zeitdruck stehen und laut einer bekannten Hausärztin auf TikTok gerade eine Erhöhung auf 14,08 Euro pro Patient für drei Monate bekommen haben. Im Internet steht noch 13,49 Euro, aber ich hoffe, dass man da irgendwie einen Zuschlag berechnen kann. Genauso ist es, wenn man mit solchen Symptomen sofort zum Psychotherapeuten geht – das kann die richtige Behandlung sein, aber nur mit Glück. Jeder Arzt lernt im Studium, eine umfassende Diagnose zu stellen und dann eine Möglichkeit nach der anderen auszuschließen. So sollte es auch bei psychischen Erkrankungen sein.

In der Praxis habe ich noch keinen Fall erlebt, wo das verpflichtende hausärztliche Konsil tatsächlich auch körperliche Ursachen oder Mitbeteiligungen zutage förderte. Und so kann es passieren, dass jemand drei Jahre lang jede Woche zur Therapie geht, bis dann durch Zufall Morbus Hashimoto entdeckt wird.

Deshalb gilt: erst die richtige Diagnose – dann die Psychotherapie. Und wenn wir verschiedene Einflüsse auf die Stimmung finden, behandeln wir sie auch alle. Das ist dann »ganzheitlich«.

III.

DAS VERHALTEN

Der Körper liefert die Baustoffe, das Verhalten den Bauplan – schauen wir uns an, wie wir den richtig einsetzen. Nach unserem Ausflug in den Körper kommen wir nun zu Veränderungen des Verhaltens im Alltag mit dem Ziel, mehr Energie zu regenerieren und weniger zu verbrauchen. Wie immer gelten alle bereits gut bekannten verhaltenstherapeutischen Grundlagen, während wir uns auf seltener beleuchtete Aspekte konzentrieren wollen.

Während der Körper in unserer Metapher die Hardware war, ist das Verhalten der Anwender, der den Computer bedient. Wichtiger wäre es eigentlich, uns erst um die Software, also die Tiefenpsychologie, zu kümmern. Das ist jedoch leider der schwierigste Teil. Deshalb beschäftigen wir uns damit immer erst, wenn die Patienten körperlich stabilisiert sind und es ihnen durch Veränderungen im alltäglichen Verhalten besser geht – wenn sie also jeden Tag mehr Kraft regenerieren als verbrauchen. Denn die Veränderung der Persönlichkeit ist anstrengend, emotional belastend und erfordert daher eine stabile Ausgangssituation. Wir beschäftigen uns jetzt also mit Veränderungen im Alltag, die dazu da sind, mehr Energie und Gesundheit in unser System zu bringen und unnötige Energieverluste zu reduzieren.

Coaching – Therapie ohne Couch

2005 habe ich keine große Zukunft in unserem medizinischen System gesehen. Es war damals schon absehbar, dass das Gehalt als Arzt runter- und die Bürokratie und staatliche Auflagen hochgehen würden. Daher gibt es auch heute für junge Mediziner in Deutschland nur zwei sinnvolle Möglichkeiten: im Ausland zu arbeiten oder sich von der Industrie anwerben zu lassen. Weitere Ärzte verlassen Deutschland nach der Facharztausbildung. Versicherungen oder Unternehmensberatungen sind sehr an Medizinern interessiert und bieten ebenfalls sehr viel bessere Gehälter. Ich betone das immer wieder, weil ich glaube, dass über die aktuelle Lage des Gesundheitssystems viel zu wenig bekannt ist und sich auch keiner dafür interessiert. Wir kümmern uns immer nur um die allerwichtigste Krise, nicht um Platz zwei und drei. Manchmal frage ich mich, ob die aktuell schlechte Situation mit Verlagerung aller Gelder ins Krankenhaus nicht auch gewollt ist. Jeder von euch, der in den letzten drei Jahren einen Arzttermin haben wollte, weiß das. Aber irgendwie passiert nichts, obwohl doch die meisten eine medizinische Versorgung für einen wichtigen Teil ihrer Lebensqualität halten. Vielleicht sogar für genauso wichtig wie Klima oder Gendern.

Ich hatte also nach der Facharztausbildung zwei Bewerbungen laufen. Eine an der Südküste Englands, Bath, und eine andere auf Frazier Island in Australien. England hatte damals genug von der Bürgerversicherung, die dazu geführt hat, dass es nur noch eine minimale medizinische Grundversorgung gab und alle anderen Leistungen privat bezahlt werden mussten, und versuchte, sein medizinisches System deutlich zu verbessern. Es gab eine große Veranstaltung in Berlin, wo uns deutschen Ärzten alles Mögliche versprochen wurde, wenn wir nur nach England kommen würden. Aus heutiger Sicht ist es wohl beim Versuch geblieben, denn die niedergelassenen Ärzte in England machen wieder nur Minimalversorgung, und die Engländer fliegen nach Istanbul, wenn sie Zahnschmerzen haben. Daher hätte ich mich damals auch für Australien entschieden, wenn die beste Ehefrau von allen mit Rücksicht auf ihre Eltern mich nicht überredet hätte, in Deutschland zu bleiben. Australien hat mir 400 000 australische Dollar Einstiegsgehalt geboten, und ab 14 Uhr konnte man surfen gehen. Dubai hat übrigens mehr geboten, war mir aber etwas zu ungewiss. Dass heute jeder zweite Influenzer in Dubai lebt, konnte man damals nicht ahnen. Bei einer Unternehmensberatung habe ich mich auch beworben, aber nie wieder was von ihr gehört. Peinlich. Inhaltlich stehe ich ja auch eher auf der anderen Seite. Unternehmensberatungen produzieren Burnoutpatienten, ich behandele sie. In den 2010er-Jahren haben wir zum Ausgleich für deutsche Ärzte Syrer und Russen bekommen. Die können aber auch rechnen und gehen daher gleich in die Schweiz.

Ich wollte damals ohne Bürokratie Menschen psychotherapeutisch behandeln und habe daher das Thema Coaching für mich entdeckt. Gab es Anfang der 2000er nicht viele. Leider ist Coaching insbesondere für Männer weiterhin eher ein Kompromiss, um etwas für ihre Psyche zu tun, ohne sich mit dem Makel der Therapie umgeben zu müssen. Coaching klingt nach beruflich geförderter Optimierung der eigenen Leistungsfähigkeit, aber eigentlich bedeutet es: Menschen ohne Therapielizenz beraten Menschen ohne Therapieeinsicht. Der Begriff wird mittlerweile inflationär verwendet, und das hat der Branche einen schlechten Ruf eingebracht. Es gibt keine klaren Prüfungen oder Mindestanforderungen, die ein Coach erfüllen muss. Anders sieht es beim Heilpraktiker für Psychotherapie aus. Die Prüfung, zumindest hier in Hannover, ist richtig anspruchsvoll, und man braucht eine solide, oft mehrjährige Ausbildung, um sie erfolgreich zu bestehen.

Weil der Beruf des Coaches neu war, ich nicht von der Bürokratie des Arztwesens unterdrückt wurde und der Stundenlohn doppelt so hoch war, klang es ausgesprochen attraktiv, und ich wurde einer der vielen Mediziner, die versuchten, ein Auskommen außerhalb des Gesundheitssystems zu finden. In den Anfangsjahren war es den Managern jedoch so unangenehm, Hilfe in Anspruch zu nehmen, dass einer meiner ersten Kunden anonym ein Hotelzimmer buchte, um die Sitzungen dort abzuhalten.

Wenn ich in größeren Firmen Vorträge über Themen wie Überlastung, Stress und Depression hielt, gab es kaum Interessenten. Am nächsten Tag klingelte jedoch das Telefon, und dieselben Mitarbeiter meldeten sich privat. Dass sie über die Firma das gleiche Coaching kostenlos hätten bekommen können, war ihnen nicht das Risiko wert, als stressbelastet wahrgenommen zu werden.

Diese Angst, als schwach zu gelten, scheint viele Männer davon abzuhalten, sich frühzeitig medizinische Hilfe zu suchen – was auch als Hauptursache für ihre geringere Lebenserwartung angesehen wird. Wenn also das positiv besetzte Coaching ein Einstieg für Männer ist, sich mit ihrer Gesundheit auseinanderzusetzen, soll es mir recht sein.

Wichtig ist, darauf zu achten, ob der Coach noch andere Qualifikationen hat und möglicherweise aus einem artverwandten Beruf kommt. Ehemalige Führungskräfte kennen zumindest die Probleme im Management und können sich gut einfühlen. Berufliche Themen zu bearbeiten, kritische Fragen zu stellen und an Bewegung, Entspannung sowie Ernährung zu arbeiten, sollte die Grundlage jedes Coachings sein. Sobald es jedoch tiefer geht und an der Persönlichkeit gearbeitet werden soll, sollte man aufpassen – das liegt nicht mehr in der Kompetenz eines Coaches. Und noch wichtiger ist der Unterschied zu Trainern, die euch für viel Geld beibringen, dass ihr alles schaffen könnt, wenn ihr nur endlich loslegt. Patienten sind nach solchen Wochenenden für einige Tage regelrecht energetisiert, wissen aber oft nicht so recht, wie sie die neue Motivation umsetzen sollen.

Kurz & knapp

Ein Trainer vermittelt konkrete Fertigkeiten – er ist gewissermaßen ein lebendiges Handbuch. Ein Coach unterstützt bei meist beruflichen Problemen, solange man psychisch stabil ist – eher wie ein Sparringspartner für den Job. Ein Psychotherapeut kommt ins Spiel, wenn gesundheitliche Beeinträchtigungen vorliegen und man so tief »im Motor« arbeitet, dass man sich wirklich auskennen sollte. Bis in die 2010er-Jahre hatte Coaching den Vorteil, weniger stigmatisiert zu sein als Psychotherapie – teilweise wurde es sogar als Auszeichnung gesehen, wenn die Firma ein Coaching finanzierte, weil in jemanden investiert wurde. Seit Corona ist diese Schwelle zur Therapie erfreulicherweise deutlich gesunken.

Welcher Tank ist leer? Der Therapeut als Schuldnerberater

In der verhaltenstherapeutischen Optimierung des Alltags geht es darum, mehr Energie zu regenerieren als zu verbrauchen. Ich fühle mich dabei oft wie Peter Zwegat in seinen besten Zeiten, wenn ich zum Flipchart gehe und alle Aktivitäten aufschreibe, die geistige Kraft kosten – oft mit Zeitangaben. Manchmal muss man sich wirklich die Zeit nehmen, eine komplette Woche eines Patienten minutengenau zu durchleuchten. Patienten neigen dazu, ihre Belastung zu verharmlosen, besonders wenn es um ihre alltäglichen Pflichten geht.

Das Dreieck des Terrors: Job, Kinder, Hausbau

Eine moderne Form der Bagatellisierung sehe ich oft bei Frauen, die die Kombination von Vollzeitjob und Haushalt kleinreden: »Mein Job ist eigentlich gar nicht so anstrengend. Meist komme ich mit zehn bis zwölf Stunden am Tag ganz gut zurecht. Den Haushalt mache ich nebenbei, der erledigt sich quasi von selbst. Wie, was soll mit den Kindern sein?« Bis vor einigen Jahren war es für viele Frauen selbstverständlich, Haushalt und Vollzeitjob »nebenbei« zu erledigen – bis sie zusammenbrachen. Seit etwa zehn Jahren sehe ich häufiger, dass man sich die Überlastung in der Partnerschaft teilt: zwei Vollzeitjobs, Haushalt und Kinderbetreuung für zwei Personen. Der Nachgiebigere bricht zuerst zusammen.

Insbesondere wenn Kinder ins Spiel kommen, ist auch der Nachtschlaf oft eingeschränkt, und damit die wichtigste Form der

Regeneration. Ich nenne das gerne das Dreieck des Terrors: die Kombination aus Kinderbetreuung, einem anstrengenden Job und dann vielleicht noch Bau- oder Renovierungsprojekten. Drei oder vier Jobs für zwei Personen – dass das langfristig zur Überlastung führt, kann selbst ein Drittklässler ausrechnen. Gut, heute mit einem Taschenrechner.

Seit einigen Jahren ist es in Deutschland kaum noch möglich, eine Familie mit nur einem Verdiener über Wasser zu halten. Anfangs wurde dieser Weg vielleicht aus emanzipatorischen Gründen gewählt, doch aus dem Recht auf Arbeit ist irgendwann eine Pflicht geworden. Logischerweise, wenn beide Partner arbeiten und keine Zeit für die Familie bleibt, wäre der Verzicht auf Kinder die Konsequenz. Aber wo führt das hin? Wir zwingen uns rational zum Arbeiten und emotional zum Kinderkriegen.

Aus diesem System auszubrechen, können nur sehr reiche oder sehr arme Menschen in Deutschland. Laut Bertelsmann Stiftung und dem Familienreport des Bundesfamilienministeriums haben Akademikerpaare im Schnitt 1,3 bis 1,5 Kinder, während Bürgergeldempfängerpaare 1,8 bis 2,0 Kinder haben. Diese Statistik ist schon ein paar Jahre alt. 2023 lag die Gesamtgeburtenrate schon bei 1,35 Kindern pro Paar und scheint schnell zu sinken. Während man reich oft erst mit über 50 ist und die Kinderfrage sich dann von selbst erledigt hat, kann man schon in jungen Jahren sehr arm sein. Vor 100 Jahren musste man finanziell gut aufgestellt sein, um eine Familie zu ernähren – heute ist es genau umgekehrt. Für den Genpool einer Gesellschaft ist das eine schlechte Nachricht: Gene, die nicht in der Lage sind, sich selbst zu ernähren, haben bessere Aussichten auf Vermehrung.

Früher mussten Großeltern, um ihre eigene Existenz zu sichern, aktiv in die Familie eingebunden sein. Ohne Rentensystem waren sie darauf angewiesen, die arbeitenden Familienmitglieder zu unterstützen, und brachten sich ein, wo sie konnten. Heute sind sie durch das Rentensystem unabhängig und nicht mehr auf familiäre Hilfe angewiesen – und müssen sich somit auch nicht mehr nützlich machen. Ich erlebe oft, dass Burnoutpatientinnen keinen Rückhalt in der Familie finden und selten auf Unterstützung hoffen können.

Wenn der Staat nach all den Veränderungen in der deutschen Gemeinschaft konsequenterweise eine flächendeckende Kinderbetreuung einrichten würde, könnte das System dennoch funktionieren.

In dieser Hinsicht wirken die aktuellen Entwicklungen fast positiv. Künftig gibt es womöglich weder Rente noch ein funktionierendes Gesundheitssystem. Das bedeutet, dass Familien wieder stärker zusammenhalten müssen – und wir wieder auf Kinder angewiesen sind, um unser Überleben im Alter zu sichern. Meine Schwiegereltern haben trotz über 40 Jahren schwerer Arbeit nur eine sehr geringe Rente. Ich unterstütze sie gerne, was mir seit meinem 50. Lebensjahr leichter fällt. Dafür unterstützen sie mich bei der Kinderbetreuung und im Haushalt, da meine Frau ebenfalls arbeitet. Es ist also wieder wie zu Großelterns Zeiten. Indem die Sozialsysteme den Bach runtergehen, kehren die alten Verhältnisse zurück.

Kurz & knapp

Bei jedem Patienten wird betrachtet, wie viel geistige Energie verbraucht und wie viel regeneriert wird. Im Grunde wie ein Steuerberater, der akribisch Einnahmen und Ausgaben im Blick behält. Dann werden die Einnahmen erhöht und die Ausgaben reduziert. Ziel ist es, morgens mit voller Energie aufzuwachen – und nicht Tag für Tag ein wenig leerer zu werden, bis nur noch das Wochenende oder der Urlaub als Notfallkredit bleiben.

Das 3-Kräfte-Modell

Dieses System habe ich bereits 2006 entwickelt. Dabei unterscheiden wir drei verschiedene Kräfte des Körpers:

→ Körperliche Kraft
→ Geistige Kraft
→ Emotionale Kraft

Das Wichtigste an diesem Modell ist, dass Patienten den Unterschied zwischen emotionaler und geistiger Kraft verstehen. Geistige Kraft brauchen wir für mentale Prozesse: Konzentration, Antrieb, reden, verstehen, lesen und nachdenken. Emotionale Energie hingegen ist für Gefühle zuständig: lustig sein, fröhlich, traurig, wütend und vieles mehr. Depression bedeutet, keine emotionale Kraft mehr zu haben. Depressive Menschen sind nicht einfach nur traurig – sie haben keine Kraft mehr, um Gefühle auszudrücken. Die Gefühle sind unterdrückt (das lateinische Wort *deprimere* bedeutet »niederdrücken«, »herabsetzen« oder »senken«). Viele Depressive würden gerne mal wieder weinen, fühlen sich aber innerlich leer. Das »Benzin« für Gefühle ist alle.

Witze können sie zwar logisch verstehen, aber sie lösen keine belustigte Reaktion mehr aus. Das Gegenteil passiert bei jemandem, der durch Drogen zu viel emotionale Kraft hat – er lacht sich bei jedem noch so kleinen Witz kaputt. Aber drogenerfahrene Menschen wissen, dass auch alle anderen Gefühle verstärkt werden. Trauer wird intensiver, Wut ebenso, und auch das sexuelle Empfinden. Denn Drogen stellen mehr Benzin für die Gefühle bereit, sie sind Stimmungsverstärker – aber keine Stimmungsverbesserer. Wenn keine guten Gefühle da sind, können auch keine verstärkt werden.

Fehlt stattdessen die geistige Kraft, wird die Konzentration schlechter, ebenso wie die Aufnahme und Verarbeitung von Informationen oder die Kommunikationsfähigkeit. E-Mails bleiben unbeantwortet, Telefonate werden nicht geführt, und die Post wird nicht geöffnet. Unser Körper prüft bereits vor einer Belastung, ob genügend Energie vorhanden ist. Wenn ich euch frage, ob ihr mit mir 40 Kilometer wandern möchtet, braucht ihr nicht bis Kilometer x mitzulaufen, um festzustellen, dass das zu viel sein könnte. Genauso verhält es sich mit geistiger Kraft: Bevor ihr ans Telefon geht, spürt ihr schon, ob ihr genug Energie für ein Gespräch habt oder nicht.

Wenn ihr euch nicht mehr traut, Rechnungen zu öffnen oder ans Telefon zu gehen, hat das nichts mit Faulheit zu tun – es ist eine sinnvolle Kosten-Nutzen-Analyse eures Gehirns. Leider wird euer Chef das möglicherweise anders sehen. Dass es geistige Energie gibt, wissen wir schon seit der Grundschule. Deshalb haben wir Klassenarbeiten immer in der ersten Stunde geschrieben, nicht in der sechsten, weil sich da niemand mehr richtig konzentrieren konnte. Heute fehlt Kindern oft schon die geistige Kraft, wenn sie in der Schule ankommen, weil sie vor dem Unterricht eine Stunde Screentime auf ihrem Handy hatten. Die Flut an zu verarbeitenden Informationen verbraucht jede Menge geistige Energie.

Haben wir unsere geistige Energie aufgebraucht, können wir unsere Gedanken nicht mehr sinnvoll steuern, nicht mehr klar nachdenken und keine neuen Informationen aufnehmen. Es ist, als würdet ihr ein Buch lesen und am Ende der Seite nicht mehr wissen, was dort stand. Dann lest ihr die Seite erneut und vergesst nach drei Sätzen wieder, worum es ging. Während der Mangel an emotionaler Energie als Depression bezeichnet wird, spricht man beim Mangel an geistiger Energie von Burnout.

Die Zunahme der Burnoutfälle in Deutschland verläuft fast parallel zu den Verkaufszahlen des iPhones. Aus Neugier habe ich mal beide Grafiken nebeneinandergelegt – das passt erschreckend gut. Und es macht ja auch Sinn: Je mehr geistige Kraft ich verbrauche, desto weniger steht mir zur Verfügung. Natürlich liegt es nicht nur am iPhone, aber vor der Zeit des mobilen Internets musste ich auf Zugfahrten aus dem Fenster schauen. Wenn ich heute mit der S4 um 8:26 Uhr in die Innenstadt von Hannover fahre und jemanden sehe, der kein Handy in der Hand hält und sich umsieht, wird mir schon mulmig. Ich denke mir: Was plant der gerade? Kommt einem fast schon verdächtig vor!

Wenn zusätzlich noch die Regeneration durch Schlafmangel, schlechte Ernährung oder zu wenig Bewegung eingeschränkt ist, stößt das Gehirn schnell an seine Leistungsgrenzen.

Das Märchen vom positiven Stress

Wenn wir beide Energieformen unterscheiden können, behaupten wir auch nicht mehr, dass es positiven und negativen Stress gibt. Der Stress ist die Belastung, das andere ein gutes oder schlechtes Gefühl dabei. Wenn ich den ganzen Tag arbeite und hinterher dafür ein Lob von meinem Chef bekomme, ist es positiver Stress. Kritisiert er mich hinterher, ist es negativer Stress. Die geistige Belastung ist in beiden Fällen aber die Gleiche. Wenn ich zum Schwimmbad fahre, verbrauche ich das gleiche Benzin wie auf der Fahrt zum Zahnarzt. Das eine ist eine positive Fahrt, und der Weg zum Zahnarzt fühlt sich eher negativ an. Der Menge an verbrauchtem Benzin ist das dabei völlig egal. Noch ein Beispiel: Ich lese ein lustiges Buch und ein Sachbuch. Die Buchstaben zusammenzusetzen und Worte daraus zu bilden, die Sätze aufzunehmen und zu verstehen ist geistige Arbeit. Erst wenn ich die erledigt habe und den Sinn verstanden habe, bekomme ich ein lustiges Gefühl. Die geistige Arbeit vom Gefühl unterscheiden zu können, ist elementar, um Burnout zu verstehen.

Wenn wir den Unterschied zwischen den verschiedenen Energien kennen, sollten wir unseren Tagesablauf daraufhin untersuchen, welche Energie wir wann verbrauchen. Nur wenn wir das wissen, können wir auch gezielt Einsparungen vornehmen. Im Arbeitsalltag wird bei den meisten geistige Energie verbraucht. Wenn wir unsere Pausen mit dem Smartphone verbringen, verbrauchen wir auch hier mehr Energie, als wir regenerieren.

Wie wir uns mit Erholung erschöpfen

Der Energieverbrauch hängt von der Intensität der Informationsquelle und der Anzahl der verwendeten Sinnesreize ab. Einen Comic zu lesen, verbraucht weniger Energie, als ein Buch zu lesen. Fernsehen ist anstrengender, weil Hören und Sehen gleichzeitig beansprucht werden. Wenn wir neben dem Fernsehen noch auf das Smartphone schauen, wird es noch anstrengender. Reden wir dabei auch noch mit dem Partner, haben wir die typische »Regeneration« eines Durchschnittsbürgers nach einem anstrengenden Tag.

Viele junge Menschen können sich abends kaum eine andere Beschäftigung mehr vorstellen. Oder sie spielen Computerspiele, schauen nebenbei eine Serie auf Netflix und chatten gleichzeitig über Discord mit mehreren Freunden. Diesen Energieverbrauch noch weiter zu steigern, ist fast unmöglich. Dazu bräuchten wir jemanden, der uns ständig auf die Schulter piekt, um Tastreize zu erzeugen, und uns gleichzeitig Parfüm in die Nase sprüht, damit auch Gerüche verarbeitet werden müssen.

Das ist aber keine ganz neue Erfindung. Schon mein Vater konnte gleichzeitig fernsehen, Radio hören und schlafen.

Tätigkeiten ohne großen geistigen Energieverbrauch sind Dinge wie Stricken, Malen oder Musizieren – zumindest, wenn man sie schon beherrscht und nicht erst mühsam lernen muss. Musizieren ist eine besonders gute Art, um mit den eigenen Emotionen in Kontakt zu kommen. Manchmal muss das aber auch erst erlernt werden.

»Denken verhindert Fühlen« – diesen Satz sollte man sich immer wieder vor Augen halten. Andersherum stimmt das genauso. Versucht mal, nachzudenken, während ich euch gegen das Schienbein trete.

Wandern ist eine großartige Beschäftigung, die keine geistige Energie verbraucht. Deshalb ist der Jakobsweg wahrscheinlich eine der ältesten Burnouttherapien der Geschichte. Der Trick besteht darin, dem Kopf eine sinnvolle Beschäftigung vorzugaukeln, während keine neuen geistigen Themen aufgenommen werden, die bearbeitet werden müssen. Der Ablauf ähnelt in etwa meiner Therapie: In der ersten Phase beschäftigen sich die Wanderer hauptsächlich mit sich selbst und ihrem Körper. Die Füße tun weh, die Muskeln schmerzen. Mit der Erneuerung der körperlichen Energie rückt der Fokus dann mehr auf die geistige Ebene: Die Probleme des Alltags treten immer wieder ins Bewusstsein – Arbeit, Familie, Unzufriedenheiten mit den aktuellen Leben. Wenn es keine unmittelbaren Probleme mehr zu bearbeiten gibt, driftet der Wanderer in die Vergangenheit. Das ist dann neben den körperlichen Themen und den Alltagsproblemen die dritte Phase. Was ist passiert, wie hat mich das beeinflusst? Wie würde es mir gehen, wenn etwas anderes passiert wäre?

Ohne Ablenkung kann sich der Wanderer besser mit seinen Gedanken auseinandersetzen – entweder um Lösungen zu finden oder um zu akzeptieren, dass es keine gibt. Probleme, die bereits gelöst wurden, kann man schnell wieder loslassen. Nach einiger Zeit des Wanderns stellt man fest, dass jeder Gedanke bereits bearbeitet wurde. Die Gedanken kreisen dennoch aus purer Gewohnheit weiter im Kopf herum – bis sie irgendwann langweilig werden. Dann erreicht der Wanderer den Zustand der geistigen Ruhe. Oft bemerkt er erst in diesem Augenblick die Schönheit der

Umgebung oder die Natur um sich herum. Hape Kerkeling beschreibt in seinem Buch »Ich bin dann mal weg« genau diesen Moment, als es in der Mitte des Buches heißt: »Plötzlich bemerkte ich zum ersten Mal die Schönheit des Weges!«

Warum Ideen Musse brauchen

Durch die körperliche Aktivität, ohne zusätzlichen geistigen Energieverbrauch durch Grübeln, steigt der Vorrat an geistiger Kraft. Jetzt haben die Wanderer wieder die Energie, auf andere Menschen zuzugehen, sich auszutauschen, inspiriert oder kreativ zu werden. Nach dem Energieerhaltungssatz entstehen Ideen nicht aus dem Nichts. Sie entstehen, wenn wir genug geistige Kraft übrig haben, um uns gedanklich mit Themen zu beschäftigen, die es noch gar nicht gibt. Freie Gedankenkraft wird in neue Ideen oder Erfindungen umgewandelt – das funktioniert aber nicht, wenn alle Energie für die Bewältigung bestehender Probleme aufgebraucht wird.

Wenn jemand all seine Kraft darauf verwendet, den Tag zu bewältigen, sage ich oft: »Man verdient zu wenig, weil man mit Arbeiten beschäftigt ist.« Es bleibt keine zusätzliche geistige Energie übrig, um neue Konzepte zu entwickeln oder das Geschäftsmodell zu überarbeiten. Viele meiner Kollegen arbeiten von früh bis spät in Praxen, die seit den 1960er-Jahren nicht mehr renoviert wurden – mit den Geräten und dem Wissen von damals. Weil Renovierung, Weiterbildung und Innovation Zeit und Kreativität kosten. Doch irgendwann kommen keine Patienten mehr, obwohl sie nie etwas falsch gemacht haben.

Fehlende Innovation führt in eine Sackgasse. Das bekam Nokia zu spüren, und das kann sogar Apple passieren. Sobald ein chinesischer Konzern ein holografisches Display auf den Markt bringt, könnte es eng werden. Einer der Chefs eines Handyherstellers sagte einmal zu mir, dass das Handy ausgereizt sei und es nichts mehr zu verbessern gebe. Ich antwortete, dass jedes Handy eine Gesichtserkennung hat – könnte man die nicht nutzen, um die Augenstellung zu erkennen, um mit seinen Blicken Apps zu bedienen? Ich rechnete damit, dass er mir sagt, das sei längst in Planung. Oder unmöglich. Stattdessen sagte er: »Moment, das muss ich mir aufschreiben!«

Arbeit folgt der Logik der Gaußkurve – zu viel ist genauso ungesund wie zu wenig.

Das Flipchart der Wahrheit

Um unserer ganz persönlichen Energiebilanz auf die Spur zu kommen, gilt es, eine Woche lang auf die Minute genau alle Aktivitäten festzuhalten. Ja, wirklich alle – vom Zähneputzen bis zum heimlichen Netflix-Binge. Danach schauen wir, wo Energie verpufft – geistig, emotional oder körperlich – und wo sie wieder aufgefüllt wird.

Spannend wird's, wenn jemand den ganzen Tag körperlich ranklotzt, sagen wir mal, als Profifußballer. Der sollte zur Erholung besser nicht noch einen Fußballurlaub einlegen – so verführerisch das klingt. Ein bisschen Couch und Fernsehen könnten da Wunder wirken. Umgekehrt: Wer den Kopf die ganze Woche rauchen lässt, tankt am Wochenende besser mal auf dem Sportplatz auf.

Natürlich ist das Ganze in echt deutlich trickreicher als diese Minizusammenfassung. Energien lassen sich nämlich munter hin- und herschieben: von geistig zu körperlich (wenn ich mich zu etwas zwinge), von emotional zu körperlich (wenn mir die Anstrengung sogar Spaß macht) oder von emotional zu geistig (klassisch: Der Job macht Freude, also gehe ich ständig über meine Grenzen).

Kurz gesagt

Zu Beginn der Therapie steht die Unterscheidung zwischen geistiger und emotionaler Energie. Ohne dieses Wissen passiert leicht ein Denkfehler: Was Spaß macht, tut automatisch auch gut. Ein Irrtum – die ganze Nacht Poker spielen ist zweifellos unterhaltsam, steigert die Leistungsfähigkeit am nächsten Tag aber nicht. Auch ein erfolgreich abgeschlossenes, anstrengendes Projekt kann stolz machen und gleichzeitig enorme Kraft gekostet haben. Besonders motivierte Mitarbeiter laufen Gefahr, am schnellsten auszubrennen, weil sie besonders viel Energie investieren. Geistige Regeneration dagegen fühlt sich oft gar nicht nach Spaß an: Langeweile zum Beispiel. Weil Spaß jedoch süchtig machen kann, fühlt sich Langeweile schnell wie Entzug an – ähnlich wie bei einem langjährigen Raucher, dem plötzlich die Zigaretten fehlen. Patienten orientieren sich anfangs meist daran, was ihnen guttut. Und dann wird es oft schwer, gesund zu werden.

Warum Bewegung glücklich macht

Eine Sache, die ich bei den Neurotransmittern schon erwähnt habe, möchte ich kurz wiederholen: Geistige Arbeit kostet das Gehirn Zucker und Nährstoffe. Je länger wir konzentriert arbeiten, desto spürbarer sinkt unsere geistige Leistungsfähigkeit. Lange Zeit nahm man an, dass unser Kopf unbegrenzt Energie liefern könne – leider ein Irrtum. Das Gehirn ist nämlich nicht besonders eifrig darin, sich einfach mehr Nachschub aus dem Blut zu holen.

Spannend fand ich in diesem Zusammenhang die Geschichte einer Schule in Naples, Florida: Dort stand jeden Morgen verpflichtend Sportunterricht auf dem Stundenplan – und die Schüler schnitten im PISA-Test überdurchschnittlich gut ab. Der Grund liegt auf der Hand: Sport fördert die Produktion und Freisetzung von Neurotransmittern, setzt Endorphine frei, die wir umgangssprachlich als Glückshormone kennen, und stimuliert außerdem BDNF – »Brain-Derived Neurotrophic Factor«. Dieser Wachstumsfaktor unterstützt die Gesundheit und Leistungsfähigkeit unserer Nervenzellen; ein Mangel wird sogar mit Depressionen in Verbindung gebracht.

Dazu kommt: Bewegung senkt das Stresshormon Cortisol, verbessert den Schlaf, gibt unserem Tag eine gewisse Routine, stärkt das Selbstwertgefühl – und manchmal bringt sie uns ganz nebenbei auch noch mit neuen Menschen in Kontakt.

Und ja: Auch Yoga am Sonntag um 10 Uhr zählt selbstverständlich dazu.

Kurz & knapp

Es gibt den alten Witz: Der Arzt sagt zum Patienten: »Sie haben eine schlimme Erkrankung!« – »Oh Gott!« – »Die sich aber gut durch Sport behandeln lässt!« – »OH GOTT!« Tägliche Bewegung wirkt in vielerlei Hinsicht positiv, und fast jeder fühlt sich nach dem Training geistig besser. Früher hieß es: »Spiel nicht nur Fußball, lies doch auch mal ein Buch.« Heute lautet die Ansage: »Häng nicht nur am Handy, mach auch mal Sport.« Einseitige Belastung stört die Energiebalance und trägt zur Entstehung psychischer Erkrankungen bei – vor allem bei Jugendlichen weltweit. Stoff genug, um ein ganzes Buch darüber zu schreiben.

Der Kopf in Dauerschleife

In der Liste der größten Energieräuber steht das Gedankenkreisen weit oben. Ständig über unlösbare Probleme nachzudenken – Ukrainekonflikt, Putin, Corona, Klima –, ohne ein Ergebnis zu erzielen, ist eine weitverbreitete Form von geistiger Energieverschwendung, die viele Menschen kaum steuern können. Es ist ungefähr so sinnvoll, wie das Auto über Nacht laufen zu lassen – man fährt nirgendwohin, verbraucht aber jede Menge Benzin.

Der Anreiz dafür ist klar: Man hat ein Problem und hat in der Schule gelernt, dass intensives Nachdenken Probleme lösen soll. Doch das funktioniert nicht immer. Nehmt euch eine Stunde Zeit, um euch mit einem Problem auseinanderzusetzen. Schreibt alle möglichen Lösungen auf, selbst wenn es nur vorläufige Ideen sind. Lasst nicht zu, dass andere Probleme in diese Stunde hineindrängen – nur ein Problem pro Stunde. Selbst wenn euch nach einer halben Stunde nichts mehr einfällt, bleibt die komplette Stunde dabei. So gebt ihr euch das sichere Gefühl, euch ausreichend mit dem Problem beschäftigt zu haben. Nur so wisst ihr genau, dass es sich nicht lohnt, weiter darüber nachzudenken. Hört ihr zu schnell auf, bleibt das unterschwellige schlechte Gewissen, nicht genug getan zu haben.

Am Ende der Stunde kann das Ergebnis auch sein, dass es keine Lösung gibt und es keinen Sinn macht, weiter darüber nachzudenken. Auch das müssen wir ernst nehmen. Sollte das Problem im Alltag dennoch zwanghaft in euren Gedanken auftauchen, versucht nicht, euch damit zu beschäftigen. Es ist wie bei einem Ohrwurm: Je öfter ihr das Lied in Gedanken mitsummt, desto mehr verfestigt es sich. Versucht auch nicht, gegen den Gedanken zu argumentieren, um ihn logisch zu besiegen – das verbraucht nur doppelt so viel geistige Kraft. Einmal für den Gedanken selbst und einmal für die Gegenargumentation.

Ein Buddhist würde sagen: »Lasst den Gedanken fallen.« Und zwar so schnell wie möglich. Sobald der Gedanke auftaucht, lenkt euch auf ein anderes Thema oder eure Atmung. Der Gedanke wird immer wiederkommen, aber jedes Mal ein bisschen weniger, weil ihr keine Energie mehr in ihn investiert. Viele von uns verdienen ihr Geld mithilfe ihres Verstands. Und wir sind alle nicht gut darin, ihn zu steuern.

Kurz & knapp

Gedanken lassen sich steuern – und das sollte man auch, spätestens wenn man Kopfkino hat. Viele Patienten behaupten, Gedanken ließen sich nicht steuern, sie kämen und gingen einfach. Aber wenn wir unsere Gedanken nicht steuern, wer dann? Stellt man sich denselben Satz über die eigenen Füße vor, wirkt er plötzlich ziemlich absurd. Eigentlich eine Grundkompetenz, die schon in der ersten Klasse gelehrt werden sollte.

Selbsttäuschung für Fortgeschrittene

Vorhin ging es um die Erhöhung der geistigen Energie zur Behandlung von Überlastungserkrankungen. Genauso gut lässt sich das Energiemodell zur Behandlung von emotionalen Einschränkungen nutzen. Zuerst müssen wir sicherstellen, dass wir körperlich überhaupt in der Lage sind, Stimmungen zu empfinden. Ohne Serotonin können Stimmungen nicht weitergeleitet werden, und wir empfinden selbst in den besten und lustigsten Momenten nichts. Haben wir genug Neurotransmitter, stellt sich die Frage, welche Stimmungen weitergeleitet werden.

Am Ende des Tages zählen wir alle erlebten Emotionen zusammen – sie prägen unsere Gesamtstimmung. Wenn ich drei schlechte und fünf gute Dinge erlebe, ist meine Stimmung am Ende positiv. Natürlich können einzelne Emotionen stärker sein als andere. Fünf schlechte Erlebnisse am Tag? Doch abends sehe ich, dass ich im Lotto gewonnen habe – Gesamtstimmung positiv! Es sei denn, wie bei mir, man gewinnt 9,89 Euro, und das Los für 25 Euro wird dadurch ungültig.

Wir analysieren den Alltag und versuchen, unser Leben so auszurichten, dass wir mehr positive als negative Erlebnisse haben. Es spielt keine Rolle, ob diese Erlebnisse real sind oder nur in unseren Gedanken vorkommen. Menschen, die dreimal am Tag an ihre schlechte Kindheit denken, haben es deutlich schwerer, in eine positive Grundstimmung zu kommen. Im dritten Teil des Buches lernen wir, wie wir auch diese emotionalen Erinnerungen verändern können.

Wer positive Dinge erlebt, sie aber nicht wahrnimmt, kann ebenfalls schlecht gelaunt sein. Reiche Menschen neigen dazu, schöne Dinge nicht mehr zu erkennen, während arme Menschen diese Dinge oft gar nicht erst erleben. Ein Fußballprofi saß vor mir, als sein Handy klingelte. Er meinte genervt: »Schon wieder die von Porsche, die wollen, dass ich endlich mein neues Auto abhole. Die nerven tierisch.« Ich konnte es kaum glauben! Er bekommt einen neuen Porsche und ärgert sich darüber, während jemand anderes vielleicht 20 Jahre spart, sich ein Jahr darauf freut und den Tag seines Lebens hat, wenn er das Auto abholt.

Hier zeigt sich deutlich, dass es nicht die Realität ist, die unsere Stimmung beeinflusst, sondern unsere Beurteilung der Realität. Die Analyse unseres Alltags muss bewusst erfolgen, weil wir viele Dinge als selbstverständlich hinnehmen und gar nicht mehr wahrnehmen. Wie fühlen wir uns, wenn wir unseren Arbeitsplatz betreten? Wie geht es uns in der Gegenwart der Menschen, die uns täglich begleiten? Wie fühle ich mich, wenn ich in mein Auto steige oder in die U-Bahn?

Beispiel aus meinem Leben am 15. Juni: Es ist hell, wenn ich aufwache, mein Wagen ist warm, die Straßen leer, weil viele schon in den Sommerferien sind. Ich steige aus, ein laues Lüftchen begrüßt mich, Blumen blühen in den Gärten, Frauen und Männer schlendern leicht bekleidet durch die Straßen. Mittagspause im Straßencafé – wunderbar!

Beispiel gestern, 11. Januar in Hannover: Elektroauto eiskalt, aber immerhin mit voller Batterie. Bis ich aus der Garage fahre, ist sie schon zu drei Vierteln leer. Hunderte Traktoren vor mir, als ob die ganzen Straßensperrungen in Hannover nicht schon genug wären. Ich steige aus und lande fast im Spagat auf Blitzeis. Überall vermummte Gestalten, die versuchen, ihre zugefrorenen Autotüren aufzubrechen. Eiskalter Wind im Gesicht, als ich die Praxis betrete. Und der Tag fängt gerade erst an! Da können gar nicht genug schöne Dinge passieren, um das auszugleichen.

Diese Dinge fallen uns oft gar nicht mehr auf, weil sie uns selbstverständlich erscheinen. Deshalb ist im Februar in der Praxis auch Hochsaison. Im August hingegen ertappe ich mich dabei, den Telefonhörer abzuheben, um zu prüfen, ob er noch funktioniert.

Natürlich können wir nicht alle emotionalen Einflüsse ändern, genauso wenig wie alle geistigen. Aber wenn wir uns die Beeinflussungen bewusst machen, verstehen wir zumindest, warum wir schlechte Laune haben. Viele Menschen sind sich der negativen Auswirkungen des Zeitunglesens nicht bewusst. Eine Zeitung würde niemand kaufen, wenn nur gute Nachrichten drinstehen. Eine Schlagzeile wie »Heute ist nichts Schlimmes passiert« kauft kein Mensch.

Die Nachrichten funktionieren wie unser Angstsystem: Sie sollen uns nicht glücklich machen, sondern uns am Leben halten.

Wir lesen Zeitung, weil wir hoffen, uns auf die dort erwähnten Katastrophen vorbereiten zu können. In Wirklichkeit hat das meiste wenig mit unserem Alltag zu tun, versetzt uns aber trotzdem in einen Alarmzustand. Ein Blick auf die Schlagzeilen vom 14. November 2025: »Bus rast in Haltestelle! Mehrere Tote in Stockholm«, »Warum kriegen 90 Prozent der Ukrainer weiter Bürgergeld?«, »Bereitet sich Venezuela auf einen Angriff der USA vor?«, »Demokratiezufriedenheit in westlichen Ländern massiv gesunken«, »Soll der neue Wehrdienst auch für Frauen gelten?«. Keines dieser Probleme können wir lösen, aber jedes davon verdirbt uns die Stimmung – und das schon um 07:30 Uhr morgens.

Kurz & knapp

Sind genügend Neurotransmitter vorhanden, um Emotionen überhaupt empfinden zu können, bleibt die Frage: welche? Eindrücke prasseln von allen Seiten auf uns ein – aus der Vergangenheit, der Zukunft und dem Alltag. »Was wird morgen passieren?« – »Was habe ich gestern Schreckliches getan?« – »Und warum nimmt mir dieser Autofahrer die Vorfahrt?« Die eigentliche Kunst liegt darin, selbst zu entscheiden mit welchen Themen wir uns auseinandersetzen. Gute Themen müssen wieder zurück ins Bewusstsein, und die Themen der Vergangenheit gehören losgelassen. Zur Not auch mit therapeutischer Hilfe. Es hat uns früher nicht interessiert, ob in China ein Sack Reis umfällt, weil wir es nie erfahren haben. Sollte man auch mal drüber nachdenken.

Bereits vor Jahren habe ich das Konzept der Kopfdiät entwickelt. Analog zur körperlichen Diät, bei der wir physisch aus dem bestehen, was wir essen, setzen wir uns geistig aus dem zusammen, was wir konsumieren. Kommt ihr aus einem lustigen Kinofilm, habt ihr noch stundenlang gute Laune. Manchmal erinnert ihr euch Jahre später an eine Szene und müsst spontan lachen. War es hingegen ein Horrorfilm, kann es passieren, dass ihr auf dem Weg vom Kino zum Parkplatz eine Panikattacke bekommt.

Jede Erinnerung wird mit einem Gefühl abgespeichert. Die reine Information landet im Großhirn, das dazugehörige Gefühl im Mittelhirn. Beide sind voneinander unabhängig. Es kann also sein, dass ihr euch an ein Gefühl erinnert, aber nicht mehr an den Grund dafür. Vielleicht könnt ihr den besten Freund eures Partners nicht leiden, wisst aber nicht mehr, warum. Das ist schwer zu argumentieren, heißt aber nicht, dass das Gefühl falsch ist. Habt ihr etwas Schlimmes in der Kindheit erlebt, könnt ihr euch rational nicht mehr daran erinnern, die verbundenen Emotionen werden aber dennoch getriggert.

Achtet darauf, womit ihr euren Kopf füttert. Sonst kommt ihr nicht mehr über den Tag, ohne ständig negative Gefühle zu triggern. Welche Gefühle werden bei euch ausgelöst, wenn ihr an den Weg zur Arbeit, an die Zukunft, das Wetter, Kollegen oder Politik denkt? Das sind an sich neutrale Begriffe, die im Laufe der Zeit emotional belegt wurden. Da diese Begriffe aber täglich immer wieder auftauchen, werden bei euch ständig negative Gefühle ausgelöst. Denkt daran: Die Summe der einzelnen Gefühle bestimmt eure Stimmung, also das Grundgefühl. So viele positive Dinge können kaum passieren, um das wieder auszugleichen.

Das ist für mich eines der wichtigsten Argumente der Tiefenpsychologie. Jeder Mensch denkt mehrfach am Tag an seine Kindheit. Damals waren wir besonders lernfähig, weshalb die Erinnerungen an diese Zeit so fest sitzen. Ein Demenzkranker erinnert sich nicht mehr daran, was er gefrühstückt hat, kann sich aber noch an Details aus seiner Kindheit erinnern. Wenn all diese Erinnerungen mit negativen Gefühlen verbunden sind, ist sofort klar, warum eine schlechte Kindheit zu Depressionen führen kann.

Aus diesem Grund müssen einige meiner Patienten eine Zeit lang auf Nachrichten verzichten. Oft wird man die schlechte Stimmung durch die Morgenzeitung den ganzen Tag nicht wieder los – ohne etwas dagegen tun zu können. Und genau diese Ohnmacht ist besonders belastend. Das ist auch der Grund, warum ich ein Freund der seichten Fernsehunterhaltung bin. Die beste Ehefrau von allen ist eher ein Fan des Horrorgenres. Schaut sie eine Zombieserie, kann ich nicht in den Raum kommen, ohne dass sie aufschreit. Kann aber auch an mir liegen – vielleicht hat das Botox schon wieder nachgelassen.

Kurz & knapp

Der Körper besteht aus dem, was wir essen – und der Geist aus dem, was wir wahrnehmen. Wer abnehmen will, muss darauf achten, was auf dem Teller liegt. Wer glücklich sein will, sollte darauf achten, womit der Kopf gefüttert wird. Nicht immer lässt sich steuern, welche Eindrücke auf uns einprasseln, aber manches schon: welche Zeitung gelesen wird, welchem Instagrammer oder TikToker man folgt, ob eine lustige Serie läuft oder eine gruselige. So wird das Gehirn den ganzen Tag gezielt mit Gefühlen gefüttert – und am Ende überrascht es niemanden, dass genau diese Gefühle die Stimmung bestimmen.

Immer wieder hört man in der Tiefenpsychologie, dass man an seiner Kindheit jetzt ja nichts mehr ändern könne. Das stimmt zwar, doch das Gehirn ist in vielerlei Hinsicht beeinflussbar. Wir wollen ja nicht die Kindheit verändern, sondern unsere rationale und emotionale Erinnerung daran. Verstandesmäßige Erinnerungen werden durch Wiederholung stärker – das weiß jeder, der mal Vokabeln lernen musste. Beschäftige ich mich eine Weile nicht mehr mit den Vokabeln, vergesse ich sie wieder. Das ist die Grundlage jedes mentalen Lernprozesses, sei es in der Schule, beim Klavierunterricht oder beim Tischtennistraining.

Emotionale Erinnerungen funktionieren genau umgekehrt. Je öfter ihr eine emotionale Erinnerung abruft, desto schwächer wird sie. Das lässt sich gut an einem Witz verdeutlichen. Jeder Witz hat eine rationale und eine emotionale Komponente. Die rationale Komponente bezieht sich auf die Geschichte und den Ablauf. Wenn schon dieser Teil des Witzes gestört ist, klingt das wie bei meinem Vater: »Hör mal, Frank, zwei Nonnen gehen in die Kneipe. Einer davon war Gärtner. Nee, beide waren Gärtner, und es war keine Kneipe, sondern eine Sporthalle! Hinterher waren alle drei nass!« Und er lacht dabei aus vollem Halse. Ihm wurde der Witz wahrscheinlich irgendwann mal richtig erzählt, deswegen hat er eine positive emotionale Verknüpfung dazu. Hätte mein Vater diesen Witz wie Vokabeln in der Schule auswendig gelernt, wäre er immer noch nicht lustig, aber man würde vielleicht den Ablauf besser verstehen.

Erzähle ich in Gesellschaft einen Witz, den meine Frau schon kennt, findet sie den nur halb so witzig wie die anderen Zuhörer. Die emotionale Komponente – also das vermittelte Gefühl – verliert an Kraft durch jede Wiederholung. Wäre das nicht so, müsste ich mir in meinem Leben nur einen einzigen Witz merken und wäre der König jeder Party. Das ist der geheime Grund, warum man die meisten Witze mit den Worten einleitet: »Kennst du den schon?« Meist kenn ich den.

Wenn wir einen Witz jedoch zehn Jahre lang nicht gehört haben, kann es passieren, dass wir wieder genauso darüber lachen wie beim ersten Mal. Ihr seht: Es ist genau das Gegenteil vom Vokabellernen: Rationale Informationen werden durch Wiederholung gestärkt, emotionale Erinnerungen hingegen abgeschwächt.

Ein Beispiel: Wenn Kriegsveteranen bei einem Jubiläum zusammensitzen, erzählen sie sich oft dieselben Geschichten hunderte Male. Als mein Großvater mir zum tausendsten Mal die Geschichte aus dem Schützengraben erzählte, in der sie im Granatfeuer Skat gespielt haben oder eine Ladung Alkohol fanden und mit Himbeersaft streckten, klang das, als sei es eine großartige Zeit voller Kameradschaft gewesen. In der ständigen Wiederholung wird selbst das traumatischste Ereignis zur Party. Die stärksten Gefühle nutzen sich durch Wiederholung ab.

Das Problem dabei ist, dass wir genau diese Wiederholung vermeiden. Zumindest in Deutschland neigen wir dazu, anderen Leuten nur die guten Teile unseres Lebens mitzuteilen und die schlechten für uns zu behalten. So bleiben die belastenden Erinnerungen frisch, und jedes Mal, wenn sie uns bewusst werden, sind die damit verbundenen negativen Gefühle stark.

Ihr merkt also, wie schnell es geht, negative Gefühle aufzunehmen, die unsere Stimmung prägen, und wie schwer es ist, sie wieder loszuwerden. Im Sinne der Kopfdiät ist es deshalb umso wichtiger, genau darauf zu achten, womit wir uns jeden Tag füttern.

Kurz & knapp

Geistige Erinnerungen werden durch Wiederholung stärker, emotionale Erinnerungen dagegen schwächer. Vokabeln prägen sich mit jeder Wiederholung besser ein. Ein Film verliert dagegen mit jedem Mal an Spannung. Ähnlich bei einem Witz: Erzählt man ihn zum ersten Mal, bleibt er inhaltlich kaum hängen – dafür sorgt er für echtes Lachen. Mit jeder Wiederholung klappt das Nacherzählen immer besser, aber das Lachen wird leiser.

Wenn Stress auf die Nerven geht

Die klassischen Stresssymptome wie schnellere Atmung, Herzrasen, Zittern und Schwitzen lassen sich leicht durch die evolutionär bedingte Kampf- oder Fluchtreaktion erklären. Diese Reaktionen bereiten den Körper darauf vor, schnell zu handeln – entweder zu kämpfen oder zu fliehen. Dabei wird mehr Sauerstoff in die Lunge gepumpt, das Herz schlägt schneller, um den Sauerstoff zu den Muskeln zu transportieren, und der Körper kühlt sich durch Schwitzen ab, um Überhitzung zu vermeiden.

Doch was ist mit den anderen Stresssymptomen, die sich nicht so leicht erklären lassen? Die Klassiker sind hier: Magenschmerzen, Nackenverspannungen, Tinnitus, Schwindel und Zähneknirschen und passen nicht direkt in das Bild einer körperlichen Aktivierung zur Flucht oder zum Kampf. All diesen Symptomen ist gemein, dass die dazugehörigen Organe durch Hirnnerven versorgt werden. Dies sind zwölf Nerven, die direkt dem Gehirn entspringen und nicht über das Rückenmark vermittelt werden. Ist die Anspannung des Gehirns zu hoch, wird diese Spannung über die direkt mit dem Gehirn verbundenen Nerven weitergeleitet. Der siebte Nerv steuert die Muskeln des Gesichts und sorgt so für eine konstante Anspannung der Kaumuskulatur. Da die innere Anspannung nachts besonders hoch ist, pressen oder knirschen wir mit dem Zähnen. Für wen das jetzt widersprüchlich klingt, weil wir ja nachts entspannt sein sollen: Zu keiner Zeit des Tages erleben wir so gefährliche Situationen wie im Traum. Selten fällt man so tief oder wird so häufig erschossen. Nur weil die motorischen Funktionen gehemmt werden, heißt das nicht, dass die innere Anspannung gering ist. Nicht umsonst finden die meisten Herzinfarkte nachts um vier Uhr statt.

Der achte Hirnnerv geht sowohl an das Hör- als auch an das Schwindelorgan. Daher kommt es beim Hörsturz sowohl zum Schwindel als auch zur Hörminderung. Und zum Tinnitus, wenn wir Pech haben. Der zehnte Hirnnerv steuert innere Organe, insbesondere den Verdauungstrakt. Daher haben viele Leute bei Problemen Bauchschmerzen.

Der elfte Hirnnerv ist nur für zwei Muskeln da: den Sternocleidomastoideus und Trapezius. Der eine dreht den Kopf, der andere hebt die Schultern. Und was schmerzt im Körper besonders gerne, wenn wir Stress haben? Die Schulter, und wir können den Kopf nicht mehr drehen! Viel häufiger als plötzliche Verspannungen anderer Muskeln.

Viele Patienten klagen immer wieder darüber, dass sie Stress ja nicht messen oder irgendwo ablesen könnten, wie den Blutdruck. Achtet auf die Anspannung dieser genannten Muskeln. Fühlt hinein, was der Kiefermuskel oder die Schulter so macht. Und nicht erst, wenn ihr euch wie ein Stahlseil anfühlt.

Was ist mit den anderen Hirnnerven, und warum machen die keine Probleme? Entweder sind die Nerven doppelt oder dreifach abgesichert. So ist der dritte, vierte und sechste Hirnnerv für die Bewegung der Augen verantwortlich. Der neunte und zwölfte für die Bewegung der Zunge. Oder es handelt sich um Nerven, die Informationen zum Gehirn leiten. Der erste leitet Geruchsinformationen, der zweite ist für das Sehen verantwortlich, der fünfte für Gefühle im Gesicht und der neunte auch für den Geschmack der Zunge, neben dem siebten und zehnten.

Wir können diese zum Gehirn leitenden Nerven auch therapeutisch ausnutzen. Zum Beispiel wenn wir einen sehr aufgeregten Patienten haben und ihn an Kaffee riechen lassen. Oder etwas Süßes auf die Zunge legen. Oder ihn durch eine rosa Brille schauen lassen. Statt Anspannung von innen kommt Entspannung von außen zum Gehirn und sorgt für sofortige und messbare Beruhigung. Ist keine Dauerlösung, sorgt aber für einen großen Aha-Effekt beim Patienten.

Kurz & knapp

Lange Zeit war unklar, warum Stresspatienten immer wieder dieselben Symptome zeigen: Nackenverspannungen, Knirschen und Pressen der Kaumuskulatur, Magenschmerzen (bei Kindern besonders häufig), Tinnitus oder Schwindel. Allen gemeinsam ist, dass die betroffenen Organe von Nerven versorgt werden, die direkt dem Gehirn entspringen. Die bei Stress messbar erhöhte elektrische Aktivität im EEG wird also offenbar auch über diese Hirnnerven weitergeleitet. Hier lässt sich Anspannung sogar beobachten. Etwa wenn jemand beim Erzählen von einem »fast verlustfreien« Pokerabend die Schultern hochzieht.

Mit Plastikbällen auf Stimmungssuche

Vielleicht klingt das für manche merkwürdig – aber man kann den Umgang mit Gefühlen tatsächlich lernen. Ihr würdet staunen, wie viele Menschen ihre eigenen Gefühle gar nicht richtig wahrnehmen können. Und noch mehr wissen nicht, wie sie diese einordnen sollen. Mein Alltag besteht oft darin, jemanden zu fragen, welches Gefühl er hat, und dann Antworten zu bekommen wie: »Ich fühle mich wie jemand, der grade nach seinen Gefühlen gefragt wird und dem keinen Antwort dazu einfällt.« Das sind logische Konstrukte als Ersatz für echte Gefühle.

In der Schule wird enorm viel Wert darauf gelegt, Kindern beizubringen, wie man rationale Probleme löst. Zum Beispiel: Ein Auto kommt aus dem Westen mit 60 km/h, ein anderes aus dem Osten mit 40 km/h. Wann stoßen sie zusammen? In meiner Kindheit war diese Frage noch durch Nachdenken zu lösen. Heutzutage müsste man aber erst herausfinden, ob eines der Autos ein Elektroauto ist – dann müsste es nämlich nach der Hälfte der Strecke aufgeladen werden. Mathe ist durch Elektroautos so kompliziert geworden!

Kinder verbringen viel Zeit damit, ihren Verstand zu trainieren, und haben deshalb als Erwachsene oft die Illusion, dass jedes Problem durch Nachdenken zu lösen ist. Leider wird Kindern in der Schule nicht beigebracht, wie man mit Emotionen umgeht oder diese überhaupt wahrnimmt. Für eine erfolgreiche berufliche Karriere scheinen Gefühle nicht besonders wichtig zu sein. Möchte man dann vielleicht noch studieren, geht es genauso weiter. Ich musste damals noch einen Medizinertest machen, bei dem es um Logik und Merkfähigkeit ging. Im Medizinstudium selbst lernt man vor allem auswendig. Wenn ihr also mal bei einem Arzt sitzt, der euch unsympathisch ist, wisst ihr jetzt Bescheid: Die Netten haben den Medizinertest vielleicht nicht bestanden, denn Sympathie ist offenbar keine gefragte Eigenschaft bei Ärzten. Oder es liegt daran, dass er nur wenig Zeit für euch zur Verfügung hat, und da bleibt die Sympathie auf der Strecke.

Früher war für den Erfolg einer Arztpraxis vor allem die Sympathie des Arztes oder der Ärztin entscheidend. Heute sind es die wirtschaftliche Kompetenz und die Fähigkeit, zusätzliche Leistungen zu verkaufen. Als Patient kann man ohnehin nicht beurteilen, wie fachlich qualifiziert ein Arzt ist – man kann nur bewerten, ob man sich bei ihm gut aufgehoben fühlt.

Abtauchen ins Gefühlsbad

Das Bällebadmodell ist eine Metapher für den Umgang mit Gefühlen und wie wir ihn lernen können. Falls jemand nicht weiß, was ein Bällebad ist: Es steht bei Ikea im Spieleparadies für Kinder. Ein Becken voller bunter Plastikbälle, in dem man schwimmen und tauchen kann – und in dem man garantiert auch ein Paar verlorene Socken findet.

In diesem Modell steht jeder farbige Ball für ein Gefühl. Die Farbe bestimmt die Art des Gefühls: Rot für Ärger, Blau für Trauer, Gelb für Freude und so weiter. Die Größe des Beckens bestimmt, wie viele Bälle – also Gefühle – hineinpassen, bevor es überläuft und uns die Hutschnur oder der Kragen platzt. Im Extremfall hält das Becken den Druck nicht aus – und alle Bälle schießen auf einmal heraus. Das ist der Moment, in dem jemand die Kontrolle verliert und im schlimmsten Fall gewalttätig wird. Juristen sprechen dann von einer Affekttat.

Das Überlaufen von Gefühlen passiert nicht nur bei Wut, sondern allen anderen Gefühlen auch. Im Rausch der gewonnenen

Fußballweltmeisterschaft habe ich spontan Menschen umarmt und mit ihnen gesungen, die ich sonst nicht ansprechen würde. Das Überlaufen erotischer Gefühle zum Beispiel in Verbindung mit Alkohol kennen wir spätestens seit den Wildecker Herzbuben. »Schuld war doch nur der Wein!«

Es gibt zwei Extreme: den Choleriker und den Amokläufer. Der eine kann keine zwei Bälle speichern, ohne dass schon der dritte überläuft, und der andere hat ein so großes Becken, dass 20 Jahre Weltschmerz hineinpassen. Bis das Becken platzt. Das kennen wir dann aus dem Film »Falling Down«. Michael Douglas sammelt einen roten Ball nach dem anderen, und irgendwann reicht eine Fliege an der Wand, um das Bällebad platzen zu lassen.

Stimmungen haben Oberwasser

Zu sehen ist immer nur die oberste Schicht des Bällebads – unsere aktuelle Stimmung. Das sind die frischesten Bälle im Bad, die erst vor Kurzem dazukamen. Zwei gelbe und fünf blaue Bälle, und wir sind abends traurig. Fünf gelbe und ein roter Ball, und wir sind zufrieden. Wenn neue Bälle dazukommen, verdecken sie die alten. Die alten prägen unsere Stimmung nicht mehr, es sei denn, wir rühren das Bad um. Und wir rühren ständig um! Jemand erinnert euch an die peinliche Situation von gestern: Da sind die Bälle wieder. Waren nie weg. Hat man nur nicht mehr gesehen. Hat man im Leben viele roten Bälle gesammelt, sollte man lieber nicht umrühren. Man weiß nicht, was hochkommt. Bei Menschen mit einer schlechten Kindheit oder traumatischer Vorgeschichte kommen ständig unangenehme Bälle an den unterschiedlichsten Orten wieder hoch. Wir haben bereits gelernt, dass jede emotionale Erinnerung mit einer rationalen Erinnerung verbunden ist. Erinnere ich mich an eine Situation, wird das verbundene Gefühl nach oben geholt. Merkt ihr, wenn ihr das nächste Mal auf ein Klassentreffen geht und sofort Gefühle zu Menschen auftauchen, die ihr 20 Jahre nicht gesehen habt. Bei Traumapatienten kann es passieren, dass ein Ort, eine Frisur oder ein Satz als Verbindung – Assoziation – heftigste Gefühlsbälle nach oben befördern. Bei Soldaten aus Kriegsgebieten kann der Knall eines Luftballons Panik auslösen. Solange die Bälle da sind, sind sie wirksam, auch wenn man sie nicht sieht. Gefühle können andererseits auch Erinnerungen hochholen, die Verbindung funktioniert also in beide Seiten. »Der Witz erinnert mich an eine Situation …« oder »So habe ich mich nicht mehr gefühlt, seit ich damals …«

Als naiv bezeichnen wir jemanden mit wenig Bällen. Er oder sie streichelt einen Hund ohne Angst, weil er damit noch keine emotionale Verknüpfung hat. Liebt, als sei er noch nie verletzt worden. Und fährt Motorrad, als hätte er noch keine Statistik gelesen. Haben wir zu viele Verknüpfungen, wird das Leben eng. »Jeder Mann erinnert mich an ihn!« Mäuse, Spinnen, Käfer oder Schnaken sind mit dem Gefühl von Todesgefahr verbunden. Na dann hättet ihr schon mal nicht in den Keller von meinem Opa gehen können. Hättet ihr als Kind eine Maus als Haustier und besten Freund gehabt, wäre ein anderes Gefühl verknüpft worden. Ein Teil der Verhaltenstherapie beschäftigt sich nur mit dem Versuch, alte Verknüpfungen durch neue zu ersetzen.

Wiederholung als Weichspüler

Im letzten Kapitel haben wir uns mit dem Witz als Metapher beschäftigt. Durch Wiederholung werden Gefühle schwächer. Je öfter ich einen Ball an die Oberfläche hole, desto blasser wird er. Sonne bleicht aus. Da hilft die typisch deutsche Mentalität natürlich nicht, schlechte Gefühle für sich zu behalten und sich nur mit den guten zu beschäftigen. Nur wenn ich über die Verknüpfung mit Erinnerungen Gefühle nach oben im Bällebad holen kann, kann ich sie mir auch anschauen und bearbeiten. Oder durch Wiederholung abschwächen. Jahrelang erinnere ich mich an meinen Studienfreund als tollen Typen, bis er mich nach langer Zeit in Hannover besucht. Wenn wir uns dann zum dritten Mal die alten Geschichten erzählen, werden die nicht mehr ganz so spannend, und ich merke, dass er sich nicht zu seinem Vorteil entwickelt hat. Die alten Gefühle zu ihm werden durch neue ersetzt, und wir verschieben das nächste Treffen erst mal. Wenn die Bälle im Bällebad aber sehr schlimme Gefühle beinhalten, drücke ich sie gleich wieder nach unten. Ich kann es kaum aushalten, sie in der Hand zu halten, daher kann ich sie auch nicht bearbeiten. In der Realität heißt das: Bei Hundephobie hilft es nicht, den Kontakt mit Hunden zu vermeiden. Will ich aber, weil ich ja Angst habe. Die Angst hindert mich jedoch mein Leben lang daran, ein neues Gefühl mit dem Hund zu verbinden. Und das ist das größte Problem der Angsttherapie: die Vermeidung.

Manchmal werden durch Assoziationen auch zu starke Bälle hochgeholt, die schwer zu verkraften sind. Dann muss man Patienten erst stärken, wie z. B. durch die körperliche Behandlung im ersten Teil des Buches. Wenn wir als 6-Jährige große rote Bälle im Bällebad deponieren, können die, wenn wir erst einmal 30 sind, viel kleiner aussehen. Das merken wir aber erst, wenn wir uns die Bälle wieder ansehen. Manche Therapeuten wollen von euch dann, dass ihr gedanklich euer inneres Kind an die Hand nehmt. Kann man machen. Als männlicher Therapeut mit Klienten aus Konzernen und Politik mache ich das eher nicht. Wir betrachten es einfach nur als eine kindliche Erinnerung, einen Ball eben, den wir uns als Erwachsener neu ansehen.

Bälle nach oben zu holen ist schwer, wenn die Verknüpfung mit den Erinnerungen abgerissen ist. Weil die Bälle beispielsweise schon mit zwei Jahren ins Bällebad kamen und wir uns an die Ereignisse zu den Gefühlen nicht mehr erinnern können, die Gefühle uns aber immer noch prägen. Diese Erinnerungen können zum Beispiel durch Träume an die Oberfläche geholt und betrachtet werden. Wie bei der Witzmetapher kann die reine Wiederholung im Traum schon eine Abschwächung des Gefühls bewirken. Würdet ihr im Traum die Situation verändern, indem ihr eurem Chef eine elegante Antwort präsentiert oder den Schnuller doch wiederfindet, könnte sich das Gefühl verändern. Auch rein rationale Bearbeitungen verändern unser Bällebad. Ihr wurdet in der dritten Klasse von einem Jungen gemobbt. Seitdem hasst ihr ihn und alle Männer, die ihm ähneln. Der Therapeut erklärt euch, dass dies eine einfach Form der Beziehungsaufnahme ist. Wer sich liebt, der zieht sich an den Haaren. So habt ihr das noch gar nicht gesehen! Der Ball verändert plötzlich seine Farbe. Neben Entkräftung durch Wiederholung oder Veränderung der Farbe des Balles geht es in erster Hinsicht natürlich darum, die unangenehmen Gefühle wieder aus dem Bad herauszubekommen. Wie der Comicphilosoph Calvin einmal sagte: »Wenn dir das Leben Zitronen serviert, dann wirf sie dem Leben an den Kopf. Und noch einige von deinen eigenen hinterher!« Der Erschaffer der Bälle eignet sich hierbei am besten. Weil viele rote Bälle aus der Kindheit stammen, werden in der Therapie so oft Kindheitserinnerungen hochgeholt. Dann setzt man sich mit den Eltern auseinander oder schreibt ihnen Briefe voller roter Bälle. Die kann man dann absenden oder auch nicht. Es geht nicht darum, Verständnis zu bekommen oder endlich die Liebe, die man eh nie bekam. Sondern nur darum, rote Bälle zurückzugeben.

Rote Bälle raus – notfalls mit Boxhandschuhen

Wut motiviert uns zum Kampf oder zur Flucht. Viele meiner Patienten müssen daher Kampfsport machen, weil dies die direkteste Art ist, mit Wut umzugehen. Weil Kampf in unserer Gesellschaft so wenig vorkommt, haben wir wenig Möglichkeiten, rote Bälle im Alltag loszuwerden. Heutzutage ist das ja leichter, weil man wie in Hannover sofort in einen Messerkampf verwickelt wird. Besser ist es, Ersatzkämpfe zu suchen wie beim Mannschaftssport. Noch vor 100 Jahren hätte man seinem Chef aufgelauert, um ihm eine zu verpassen. Heute gehen wir zu einem Boxkampf und verwenden den Sparringspartner als Stellvertreter. Beim Fußball kann man ordentlich schimpfen und mal wieder jede Menge rote Bälle loswerden. Der Film Fight Club zeigt uns, dass wir im Alltag viele Aggressionen haben, aber nur wenig Möglichkeiten, mit ihnen umzugehen. Im Film treffen sich Intellektuelle, um sich zu prügeln. Und vor dem Hannover-Stadion treffen sich weniger Intellektuelle, um sich zu prügeln. Weil es die einfachste Form ist, mit diesen Aggressionen umzugehen. Nicht die beste allerdings. Mein Freund ist in einem Hannover-Motorradclub. Nach einem Abend, wo sie einen neuen Club ordentlich aufgemischt haben, schläft er wie ein Baby.

Die Urschreitherapie gibt es aus dem gleichen Grund. Einen Baum anzuschreien, macht Luft. Oder die gleichen Emotionen in Form von Musik, Malerei, Literatur herauszulassen. Es sind schon großartige Stücke aus diesen starken Emotionen entstanden.

Selbstverständlich gibt es für alle diese Prozesse therapeutische Fachbegriffe. Diese machen es aber komplizierter, während wir versuchen, es möglichst einfach darzustellen. Die Bälle in unserem Bällebad bestimmen unsere Stimmung. Und wir müssen das Bad sauber halten.

Die wichtigste Funktion haben wir hierbei noch nicht genannt. Olaf, den Bademeister! Der entscheidet, wer ins Becken darf und wer nicht. Ungeduscht? Gleich wieder zurück! Wenn wir Bälle gar nicht erst ins Bad hineinlassen, brauchen wir sie auch nicht umständlich wieder rauszuholen. Dazu gehören alle Techniken der Abgrenzung, Angriffe ins Leere laufen zu lassen oder Beleidigungen nicht auf sich zu beziehen. So bleibt das Bad sauber, und Olaf freut sich.

Stellt euch den Unterschied dieser beiden Situationen vor: Ihr liegt im Bett und erzählt eurem Mann, wie ihr heute in der Straßenbahn geschubst wurdet. Wie fühlt sich das an, und was macht das mit eurem Schlaf? Oder ihr erzählt eurem Mann, wie ihr geschubst wurdet und mit dem gleichen Schwung zurückgeschubst habt, sodass der andere gleich zu Boden ging. Dann habt ihr ihm natürlich lächelnd angeboten, ihm aufzuhelfen. Fühlt sich anders an – und der Schlaf ist gleich besser. Nicht, dass wir körperliche Aggressionen im Alltag verwenden sollten. Aber als Beispiel ist es leichter zu verstehen. Manche werden vom Chef beleidigt und schlafen drei Wochen lang schlecht, bis sie es mit ihm klären. Wenn es erfolgreich geklärt wurde, können sie plötzlich wieder schlafen. Die roten Wutbälle, die uns nachts um den Schlaf gebracht haben, sind verschwunden.

Wenn wir nicht aktiv mit unseren Bällen umgehen, wollen wir sie am liebsten anderen Menschen unterjubeln. Wütende Menschen machen andere wütend, Genervte nerven ihr Umfeld. Lustige verbreiten gute Stimmung. Lästern ist die Weitergabe von roten Bällen nicht an den Absender, sondern an Unbeteiligte. Ich bekomme rote Bälle von meiner Chefin und gebe sie an die Kollegin. Dadurch bringe ich deren Becken zum Überlaufen – und sie streitet sich jetzt mit der Chefin. Nörgeln ist die Weitergabe von Bällen in kleinen Portionen, sodass es dem anderen gar nicht auffällt, dass wir ihn konstant mit Bällen füttern, bis unser Bad leer ist.

RESÜMEE

Gefühle im Bällebad – mit Bademeisterlizenz

Zeit für eine Zusammenfassung: Das Bällebad ist ein einfaches Modell, um den Umgang mit Emotionen zu lernen. Jede Ballfarbe steht für ein bestimmtes Gefühl, die Größe des Beckens symbolisiert die Menge an Gefühlen, die wir »herunterschlucken« können, bevor sie aus uns herausbrechen. Unsere aktuelle Stimmung wird durch die Bälle bestimmt, die an der Oberfläche sichtbar sind, während die Bälle darunter durch Erinnerungen immer wieder nach oben geholt werden.

In diesem Modell sind wir der Bademeister, der entscheidet, welcher Ball ins Becken darf und welcher Ball, wieder rausmuss. Das geschieht entweder automatisch, zum Beispiel indem wir die Bälle durch Nörgeln oder Lästern an andere weitergeben, oder aktiv durch Maßnahmen wie Therapie. Auch Sport, Kunst und Träume können dabei helfen, Emotionen zu verarbeiten und das Becken zu leeren.

So lässt sich anschaulich nachvollziehen, wie Emotionen in uns wirken und wie wir bewusster mit ihnen umgehen können.

IV.

DIE PERSÖN-LICHKEIT

Der dritte Teil der ganzheitlichen Psychotherapie beschäftigt sich mit der Persönlichkeit des Menschen. Im ersten, körperbezogenen Teil haben wir neue Energie ins System gebracht und den Körper in seinen gesunden Ursprungszustand versetzt. Im zweiten Teil – der Alltags- und Verhaltensebene – ging es darum, dafür zu sorgen, dass wir mehr Energie regenerieren, als wir verbrauchen. Nun wenden wir uns der Persönlichkeit zu. Sie prägt unser Verhalten im Alltag – und dieses Verhalten wiederum entscheidet darüber, welche Symptome entstehen. Unsere Persönlichkeit kann etwa dazu führen, dass wir belastende Tätigkeiten nicht ernst nehmen (»Das bisschen Haushalt und die Kinder erledige ich doch nebenbei!«) oder dass wir Regeneration gar nicht zulassen (»Ich habe versucht, mich hinzusetzen, aber sofort springe ich wieder auf und fange an zu saugen!«).

Egal, mit welchen Methoden: Die Beschäftigung mit der Persönlichkeit ist anstrengend. Und den Alltag zu verändern, ist auch anstrengend, nur nicht ganz so schwer. Daher muss der erste Teil der ganzheitlichen Psychotherapie die hierfür benötigte Energie erst liefern, und der zweite Teil soll den Patienten stabilisieren, bevor es im dritten Teil ans Eingemachte geht. Immer wieder schenken sich Patienten diese letzte Phase. Das dürfen sie auch, immerhin kostet eine Therapie Geld und Zeit. Wer aber auf die Persönlichkeitsarbeit verzichtet, wird immer wieder die gleichen

Dinge aus den gleichen Gründen machen. Ohne den dritten Teil wird sich ein Patient zwar an die Ergebnisse des zweiten Teils halten und weniger arbeiten. Er wird sich aber in einem Verein engagieren, um das schlechte Gefühl von Faulheit zu unterdrücken. Wir suchen uns für die gleichen Probleme nur andere Schauplätze. Das klingt dann etwa so: »Ich nehme schon jede Menge Vitamine, und es geht mir ja auch schon viel besser.« – »Ich mache weniger im Job, die halten mich alle schon für faul und fragen mich, was mit mir los ist.« – »Ich schreie meine Kinder nicht mehr an und spiele auch mal mit ihnen. Im Haushalt kann ich mich auch schon mehr zurückhalten. Aber wenn mein Mann im Nebenraum hustet, flippe ich aus. Wer kam nur auf die blöde Idee mit dem Homeoffice? Ich ertrage es nicht, auch nur zu wissen, dass er da ist!« Dies war eine ehrgeizige, perfektionistische Patientin mit wenig Geduld. Daran ändern auch Vitamine oder Regenerationsverfahren wenig. Wenn Patienten den dritten Teil im Prozess auslassen, suchen sie sich meistens andere Möglichkeiten, ihrer Persönlichkeit Ausdruck zu verleihen. Da werden mitten in einer Überlastungssituation Hunde angeschafft, weil man sich ja eh bewegen muss. Oder politische Aktivitäten, Nebenjobs, alles mit der Begründung, dass man sich wieder gut fühlt und jetzt ja so viel freie Zeit hat. Wer alle drei Teile der ganzheitlichen Psychotherapie absolviert, bekommt keinen Rückfall. In den letzten 20 Jahren habe ich nicht einen Rückfall erlebt. Im Gegensatz zur normalen Drehtürpsychiatrie. Dazu müsste schon jemand alles vergessen und sich absichtlich wieder so wie früher verhalten. Wer allerdings den dritten Teil auslässt, den sehe ich häufig nach ca. sechs Monaten wieder.

Mit »Drehtürpsychiatrie« ist gemeint, dass jeder Arzt im stationären Bereich schon nach einiger Zeit jeden Patienten mit Vornamen kennt. Weil es immer wieder die Gleichen sind. Ist ein gutes Geschäftsmodell – aber leider schlecht für die Patienten.

Depression sei eine rezidivierende, also immer wiederkehrende Erkrankung, heißt es. Daher sei es auch klar, dass die Patienten wiederkehren würden. Ich sage, dass wenn man rein symptomatisch mit Antidepressiva oder Antipsychotika behandelt, ohne sich um die Ursachen der Erkrankung im Alltag, Persönlichkeit oder Körper zu kümmern, nach Beendigung der rein symptomatischen Behandlung alles wie vorher ist. Hat sich ja nichts geändert. Und niemand nimmt Medikamente mit nicht zu unterschätzenden Nebenwirkungen für immer.

Von Freud bis Verhalten – Wer heilt, hat Recht

Zum Thema Behandlung der Persönlichkeit ist viel geschrieben worden. Alles davon stimmt. Genau wie es sehr viele gute Behandlungen in der Verhaltenstherapie gibt. Alle Ansätze in diesem Buch sollen nur der Ergänzung dienen und Konzepte darstellen, die wenig bekannt oder sogar unbekannt sind. Ein Tiefenpsychologe könnte seine bestehende Therapie durch körperliche oder verhaltenstherapeutische Ansätze ergänzen. Oder mit jemandem zusammenarbeiten, der das kann, damit die Behandlung auf allen Ebenen Hand in Hand geht.

Früher wurde in den Therapieschulen sehr streng unterschieden. Zu Beginn meiner Karriere in den Neunzigerjahren lachten Tiefenpsychologen über Verhaltenstherapeuten – und beide bewunderten die Analyse. Genau wie man einen Oldtimer bewundert und sich fragt, warum er noch fährt. Diese strikte Trennung hat den Patienten geschadet und die Therapeuten eingeschränkt. Auch heute gibt es diese Trennung noch: Der eine Therapeut hat das eine Verfahren gelernt und weiß kaum etwas über ein anderes. Und hält sein eigenes Therapieverfahren für das Beste. Will ich mein Verfahren durch ein neues und interessantes Zusatzverfahren wie EMDR (Eye Movement Desensitization and Reprocessing) ergänzen, muss ich 50 Stunden Basisausbildung absolvieren, 20 Stunden Supervision, Selbsterfahrung und eine Abschlussprüfung machen. Zusätzlich zu zwölf Semestern Medizinstudium und fünf Jahren Facharztausbildung. Natürlich will man damit möglichst bürokratisch eine gute Therapie gewährleisten, hält aber die Therapeuten davon ab, über den Tellerrand hinauszuschauen und ihr Repertoire zu erweitern. Zum Glück bewegen sich sinnvollerweise die Therapieformen allmählich aufeinander zu. In der dritten Welle der Verhaltenstherapie wird wie bei der ganzheitlichen Psychotherapie die klassische Verhaltenstherapie um Achtsamkeit, Akzeptanz und emotionale Regulation erweitert. Und zusätzlich, im Sinne der biografisch-anamnestischen Verhaltenstherapie, um die Würdigung der persönlichen Lebensgeschichte und deren Konsequenzen. Hier kommt zusammen, was zusammengehört.

Für mich hat sich als sehr praktisch herausgestellt, schon während der ersten beiden Therapieteile die Persönlichkeit im Auge zu behalten. Immer wenn eine Patientin Äußerungen erwähnt, die auf innere Regeln hinweisen, schreibe ich die auf. Ein Beispiel für solch eine Regel wäre: »Nur wer hart arbeitet, ist etwas wert.« Diese Regeln lernen wir im »Senatorsystem« weiter hinten im Buch kennen. Hinweise ergeben sich auch auf andere Weise, etwa wenn ein Patient mit einem riesigen Ordner in die erste Stunde kommt und alle Arztberichte chronologisch sortiert vorlegt: »Hier habe ich einmal Vitamin D bekommen, weil ich Neugeborenengelbsucht hatte!« Auch die Art der Kommunikation gibt uns wertvolle Informationen, die ich unter dem Extrakapitel »Persönlichkeit« in der Akte vermerke: »Da haben Sie recht, Herr Doktor!« – »Sie brauchen mir nicht immer recht zu geben, Sie dürfen mir auch widersprechen.« – »Da haben Sie auch wieder recht, Herr Doktor!« Sind wir im dritten Teil meiner Behandlung angekommen, fangen wir daher nicht bei null an, sondern wissen schon sehr genau, worum es geht. Jetzt müssen wir nur noch durch Erforschung der Lebensgeschichte schauen, wo die Regeln oder Glaubenssätze herkommen und warum sie früher einmal Sinn gemacht haben. Und dann behalten wir die guten Regeln und verändern die unpassenden. Oder heben sie zumindest auf ein erwachsenes Niveau. Die meisten Regeln entstehen in der Kindheit, wenn Kinder versuchen, ihr Überleben zu sichern. Für ein Kind ist eine Aussage der Mutter wie: »Dann habe ich dich nicht mehr lieb, dann gehe ich, dann kannst du sehen, wie du alleine zurechtkommst« tatsächlich lebensbedrohlich. Kinder können allein nicht überleben. Deshalb lernt das Kind die Regel: »Ich werde nie wieder meine eigene Meinung sagen, um nicht zu sterben.« Und diese Regel kann es noch mit sechzig befolgen – wenn es keine Therapie macht.

Diese Regel umzulernen ist genauso mühsam, wie seine Tennisrückhand von einhändig auf zweihändig umzustellen. Therapie ist ein Lernprozess wie jeder andere auch und genauso anstrengend. Der Therapeut steht daneben wie ein Tennistrainer. Der eine ruft: »Schlag ihm auf die Rückhand!« und der andere: »Schlag ihm vor, nur noch Homeoffice zu machen!« Nur deswegen dauern Therapien länger. Weil Lernprozesse ihre Zeit brauchen. Nicht weil es so schwer wäre zu verstehen, worum es geht.

Ankerpunkte

Das in diesem Kapitel erklärte Modell habe ich das Ankerpunktmodell genannt. Falls das schon früher jemand beschrieben hat, entschuldige ich mich – es gibt wenig Neues unter der Sonne. Und solange es den Patienten hilft, ist der Name letztlich egal.

Jeder Mensch hält sich an dem Zeitpunkt fest, an dem er die Welt zum ersten Mal aktiv wahrnimmt. Dieser Ankerpunkt prägt ihn, und er wird alle zukünftigen Ereignisse daran messen. Ein Kind fährt 18 Jahre lang im Auto mit, aber erst wenn es das erste Mal selbst tankt, nimmt es den Benzinpreis bewusst wahr. Dieser Moment bleibt im Gedächtnis, und fortan wird jeder Benzinpreis daran gemessen. »Früher hat das Benzin nur eine Mark gekostet«, sagt mein Schwiegervater immer. Ich selbst kann mich sogar noch gut an Preise mit einer Null vorne erinnern. Aus dieser Perspektive machen die heutigen Preise schlechte Laune. Viel sinnvoller wäre es, wenn wir das Gegenteil täten: den Benzinpreis mit den Preisen in zehn Jahren vergleichen. Wann in den nächsten zehn Jahren ist der beste Zeitpunkt für mich zu tanken? Vermutlich heute.

Dieser Effekt macht uns oft unglücklich – und auch arm. Im Jahr 2000 wollte ich 10 000 DM in Amazon-Aktien investieren. Buchversand fand ich sehr praktisch. Leider war der Kurs bereits ordentlich gestiegen. Vor einem Jahr hätte ich einsteigen sollen, dachte ich, jetzt lohnt es sich nicht mehr. Ich verglich den Preis mit dem ersten Mal, als ich die Aktie angeschaut hatte, und kam zu dem Schluss, dass sie zu teuer war. Hätte ich stattdessen darüber nachgedacht, wohin sich die Aktie entwickeln könnte, würde ich mir heute donnerstags freinehmen. Viele kaufen Aktien, die sich im letzten Jahr gut entwickelt haben. Logischer wäre es, die zu kaufen, die sich schlecht entwickelt haben – weil die das größte Entwicklungspotenzial haben. Oder beim Thema Aktien: Das meiste Geld wird verloren, weil wir eine Aktie, die gerade auf dem Weg nach oben ist, kaufen, und Aktien, die fallen, verkaufen. Klingt logisch. Teuer kaufen und billig verkaufen. Und weil wir die Aktie immer mit unserem Ankerpunkt vergleichen, verlieren wir so viel Geld an der Börse. Ich zumindest.

Ein Patient von mir verstand mit den Ankerpunkten, warum er als Architekt immer auf den gleichen Stil setzte und nichts von modernen Bauweisen hielt – sehr zum Leidwesen seiner Kunden. Das Modell erklärt auch, warum man sich seine Sprache weder durch die Rechtschreibreform noch durch das Gendern wegnehmen lassen will, obwohl es sinnvoll wäre. Ich will meinen Ankerpunkt nicht verlieren! Unabhängig davon, was besser wäre. Mein Sohn hat seinen Ankerpunkt in einer Zeit des Genderns und kann meine Nostalgie daher nicht nachvollziehen.

Oft höre ich, dass wir unseren Ankerpunkt doch verändern. Wir fangen alle sehr links an und werden im Laufe unseres Lebens konservativer. Oder, um die Politik mal außen vor zu lassen: Wir hören in jungen Jahren moderne Musik und im höheren Alter nur noch alte Schlager. Da ist was dran. ZDF und ARD können sich in ihrem Musikgeschmack ja nicht so grundlegend irren. Aber es stimmt trotzdem nicht.

Ein Beispiel: Jemand, der 1966 20 Jahre alt war und das erste Mal »Paint It Black« von den Stones hörte, galt als jugendlicher Rocker, Außenseiter und Revoluzzer. Mit den Stones begehrte man gegen das Establishment auf – gegen die Väter, Lehrer und alten Nazis. Als Fan der Stones galt man als Bürgerschreck, und wer sich die Haare über die Ohren wachsen ließ, konnte sich auf Prügel auf der Straße gefasst machen. Das musste man sich erst mal trauen.

Dieser 20-Jährige, der die Gesellschaft das erste Mal bewusst wahrnahm, setzte damals seinen Ankerpunkt. Und heute ist er ein konservativer CDU-Wähler, der die Generation Z ablehnt, weil die »alle so faul sind«. Aber hat er sich verändert? Wenn er das Radio einschaltet, hört er die Stones und geht auf jedes Konzert, das sie in Deutschland geben. Am liebsten würde er sich noch immer so kleiden wie damals – wenn seine Frau es ihm nicht verbieten würde. Sein Motorrad hat er immer noch in der Garage, vielleicht sogar eine neue Harley, weil er inzwischen ganz gut verdient. Was ist also passiert? Er hat sich nicht verändert, jedenfalls nicht freiwillig. Die Welt hat sich verändert und aus seinem modernen Leben ein altes gemacht. Es ist, als hättet ihr euch 1980 ein supermodernes Beta-2000-Videogerät gekauft, um das euch alle Nachbarn beneidet haben. Und das steht heute noch im Wohnzimmer, neben den alten Videokassetten. Weder ihr noch das Gerät haben sich geändert. Und trotzdem wirkt ihr plötzlich wie ein schrulliger Kauz. Aber wieso war er mit 18 politisch links und mit 60 rechts, wenn er sich nicht verändert hat? Eines der großen Rätsel. Weil seine Motivation nicht politischer, sondern egoistischer Natur war. Mit 18 war er arm und wollte das Geld der »Bonzen« in seine Richtung verteilt sehen. Und mit 60, inzwischen Firmenbesitzer, will er immer noch das Geld der anderen zu sich verteilt sehen – das Geld der Bürgergeldempfänger, der Mitarbeiter oder der Kunden.

Was hat das mit Therapie zu tun? Wenn ihr die Kraft des Ankerpunkts unterschätzt, könnt ihr euch nicht entwickeln. Ihr haltet eure Sichtweise für überlegen und entfernt euch dabei von der Gesellschaft wie ein Gestrandeter auf einer Insel, während das Schiff weiterzieht. Viele Probleme in Beziehungen lassen sich darauf zurückführen, aber auch in der Politik wird plötzlich einiges klarer: Die Grünen haben sich in den Achtzigerjahren für die Feindbilder Auto und Atom entschieden – aus guten Gründen. Wer damals den Smog noch erlebt hat, hatte zu Recht Angst vor dem Auto. Wer 1986 Tschernobyl erlebte, hat einen Ankerpunkt zum Thema Atom. Heute jedoch hasst der grüne Oberbürgermeister von Hannover alle Autos: Diesel, Benziner, Elektro- oder Tretauto – völlig egal. Alle müssen aus der Stadt raus. Dabei macht es inhaltlich keinen großen Sinn, die alle gleichzusetzen. Auch AKWs müssen abgeschaltet werden, obwohl andere Länder sie wie wild bauen, um klimaneutralen Strom zu produzieren. Dabei können nicht beide Seiten gleichzeitig recht haben. Und in einer Gruppe, wo alle dieselben Ankerpunkte haben, verstärkt man sich gegenseitig. Das Ergebnis ist eine ganze Partei, die sich nicht verändert hat und doch seltsam veraltet wirkt. Das gilt für die anderen Parteien auch, aber bei denen erwartet man schon, dass sie veraltet sind.

Kurz & knapp

Das Ankerpunktmodell erklärt, warum wir Erlebnisse immer mit dem Zeitpunkt vergleichen, an dem wir etwas zum ersten Mal bewusst wahrgenommen haben. Dieser Ankerpunkt prägt Denken und Fühlen – beim Benzinpreis ebenso wie an der Börse, in Architektur, Sprache oder politischen Überzeugungen. Nostalgie, Beharrlichkeit und Widerstand gegen Neues lassen sich so verstehen, genauso wie das Festhalten politischer Bewegungen an alten Feindbildern.

Mein therapeutisches Ziel ist es, Freiheit in der eigenen Entscheidungsfindung zu gewinnen. Es ist schwer genug, sich gegen Beeinflussung von außen zu wehren, aber wie schwer ist es erst, wenn wir uns selbst negativ beeinflussen? Wer seine Ankerpunkte kennt, kann sich von ihnen lösen, offen für Neues werden und prüfen, ob etwa Gendern sinnvoll ist oder ob die Generation Z tatsächlich gute Ideen hat. Wer dagegen starr festhält, ist wie mein Vater, als ich ihm das erste Mal das Internet gezeigt habe: »Das wird sich nie durchsetzen. Ich weiß alles, was ich wissen muss.«

Traumdeutung bei Tag

Bevor wir vom Anker in die Tagespolitik des Kopfes wechseln: ein kurzer Blick in die Nachtarbeit der Neuronen.

In jeder Therapie haben wir es immer wieder mit Träumen zu tun. Patienten berichten unaufgefordert von wiederkehrenden Träumen, weil sie davon gequält werden. Oder einen tieferen Sinn dahinter vermuten. Oder weil der Therapeut darin vorkam. Letzteres ist seltener, aber immer wieder peinlich. Den Patienten darauf hinzuweisen, dass in einer modernen Therapie Traumdeutung keine Rolle mehr spielt, enttäuscht ihn möglicherweise. Und raubt uns Einblicke in die Gedanken und Gefühle des Patienten. Wenn ich mich mit Träumen beschäftige, gehe ich davon aus, dass die Bilder nur eine Interpretation von tieferliegenden Gefühlen sind. Die Bilder, die wir am ehesten mit den Gefühlen assoziieren, tauchen auf. Wichtig ist es hierbei, nicht die Assoziationen des Therapeuten zu verwenden. Der darf eine Zigarre gerne lüstern ansehen, zum Glück müssen wir ja nicht seine Träume interpretieren. Wir folgen also den Gefühlen hinter den Bildern. Nehmen wir eine Metapher:

Wir sind zu Hause und hören aus der Nachbarwohnung Geräusche – undeutliche Stimmen, Klappern, ein lautes Pochen. Sofort entsteht in unserem Kopf ein Bild: Zwei Menschen kochen, reden, etwas fällt herunter. Die beste Ehefrau von allen hingegen ist überzeugt, dass in der Nachbarwohnung der Fernseher läuft und das Klappern von einem Hundenapf stammt. Wie kann es sein, dass die gleichen Geräusche zu so unterschiedlichen Bildern führen? Zumal ich gar nicht wüsste, wie ein Hundenapf klingt …

Aus der Nachbarwohnung kommen also die Gefühle, und die Zuhörer versuchen, diese zu interpretieren. Jeder aufgrund seiner eigenen Assoziationen und Lebenserfahrungen.

Wird uns ein Traum geschildert, fragen wir also nicht uns, was er bedeutet. Wir erfragen als Erstes die Assoziationen des Patienten. Bedeutet »fallen« für ihn Todesangst oder Freiheit? Wir brauchen nicht so sehr die detailreiche Schilderung der Bilder, obwohl Patienten das lieben, sondern eine möglichst genaue Schilderung aller beteiligter Gefühle. Und dann fragen wir uns, wo im Leben diese Gefühle eine Rolle spielen. Sind sie Teil einer aktuellen Belastung oder stammen sie aus längst vergangenen, unverarbeiteten Situationen? Manche Patienten träumen jahrzehntelang immer wieder dasselbe, bis sie den Traum verstehen, und dann verschwindet er für immer. Das kann sich lohnen, wenn es bedeutet, dass wir endlich einmal wieder durchschlafen können, ohne um drei Uhr nachts schreiend aufzuwachen. Und dann dürfen wir vielleicht auch mal wieder aus dem Gästezimmer raus und im ehelichen Bett schlafen.

Kurz & knapp

Gefühle sind wichtige Schlüssel zur mentalen Verfasstheit von Menschen. Und die Neuronen im Großhirn wollen aus diesen Gefühlen möglichst spannende Filme drehen, damit uns nachts nicht zu langweilig wird. In der Therapie deuten wir also keine Bilder, sondern entdecken die dahinterliegenden Gefühle. Wofür stehen sie im aktuellen Leben des Patienten? Das können für die Therapie wichtige Themen sein, selbst wenn sie tagsüber keine Rolle spielen.

Das Parteienmodell – Tiefenpsychologie für jedermann

Die Arbeit an der eigenen Persönlichkeit ist wichtig. Wenn wir uns mit unserer eigenen Geschichte beschäftigen, können wir herausfinden, wer uns auf welche Weise geprägt hat. Dann fällt es auch leichter, diese Prägungen rückgängig zu machen. Ich habe immer daran gezweifelt, dass es eine vorbestimmte oder genetisch festgelegte Persönlichkeit gibt. Bis ich Katzen gezüchtet habe. Alle hatten die gleichen Eltern, das gleiche Sternzeichen, und trotzdem waren alle von Anfang an völlig unterschiedlich. Eine war schmusebedürftig, eine kämpferisch, eine ständig verschwunden. Entweder ist die Ausprägung der Persönlichkeit von Geburt an stärker, als ich dachte – wir denken an den Abschnitt über Depression und Genetik – oder Prägung beginnt viel früher, als ich dachte.

Wir haben also Beeinflussungen der Persönlichkeit durch Genetik und Prägung, werden durch unsere Gefühle oder den Verstand beeinflusst, manche mehr, manche weniger. Aber auch Moral, Gewohnheit, Ängste und vieles mehr machen das aus, was wir als unsere Persönlichkeit empfinden. Bei so vielen unterschiedlichen Parteien stellt sich die Frage: Wer ist hier der Boss?

Das Parteienmodell mit dem inneren Parlament soll die Entscheidungsprozesse in unserem Kopf vereinfacht erklären, einen gut verständlichen Überblick und Therapieansätze liefern.

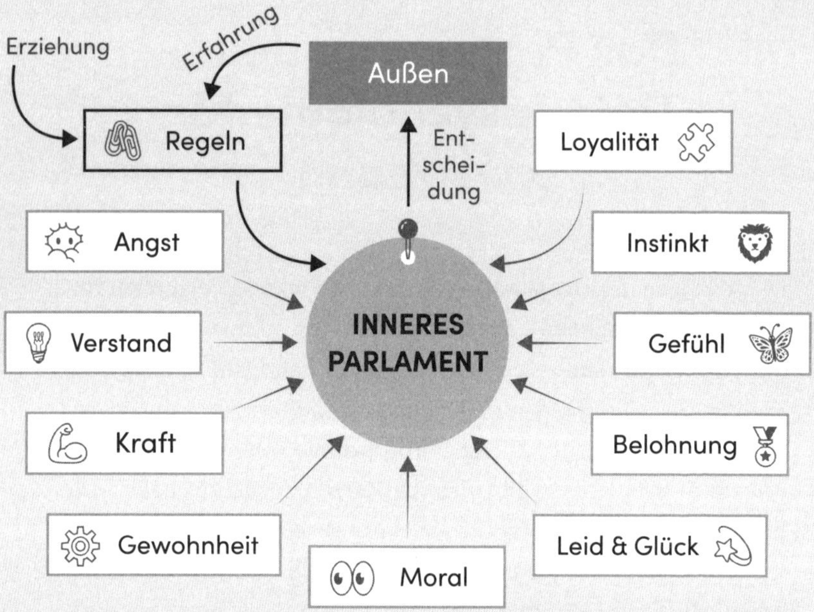

Welche Parteien verhandeln im inneren Parlament?

→ ***Verstand*** – rationale Entscheidungen, Logik

→ ***Gefühl*** – emotionale Entscheidungen, orientiert sich an Stimmung und Gefühl

→ ***Moral*** – entscheidet nach dem, was »richtig« oder »falsch« erscheint

→ ***Gewohnheit*** – folgt eingeübten Routinen und Automatismen

→ ***Leid & Glück*** – sucht Freude und vermeidet Schmerz

→ ***Belohnung*** – macht Alkohol oder Schokolade unwiderstehlich

→ ***Angst*** – warnt vor Gefahren und schützt, kann aber auch blockieren

→ ***Loyalität*** – richtet Entscheidungen nach Zugehörigkeit, Bindung oder Treue aus

→ ***Instinkt*** – reagiert spontan und unbewusst, ähnlich wie ein »Bauchgefühl«

→ ***Kraft*** – brauchen wir, um aktiv zu werden

→ ***Regeln*** – folgt inneren Glaubenssätzen, oft aus Erziehung oder Erfahrung

Das innere Parlament

Alle Prozesse, die in einem Menschen stattfinden, nennen wir »Innen« – das intrapsychische Erleben, um es genau zu sagen. Daneben besteht das Außen, die reale Umwelt – Menschen, Situationen und soziale Umgebungen. Wird die Grenze von innen nach außen überschritten, werden die inneren Prozesse auch für andere sichtbar. Dann erst wurde ein Prozess zu einer Aktion und können andere entsprechend darauf reagieren. Und erst dann kann es Erfahrungen geben, die als Regel abgespeichert werden. Wir stellen uns den Kopf wie ein Parlament mit vielen Parteien vor. Die Parteien heißen *Verstand, Gefühl, Moral, Gewohnheit, Leid & Glück, Belohnung, Angst, Loyalität, Instinkt, Antrieb, Kraft* und *Regeln*. Sie bilden Koalitionen oder enthalten sich ihrer Stimme und natürlich gehen sie oft in Konflikt miteinander. Diese *Parteien* sind unsere inneren *Entscheider:* Mal treibt einer uns voran, mal bremst ein anderer. Die Parteien, die *für* eine Handlung stimmen, nennen wir Antrieb, jene, die *dagegen* kämpfen, Widerstand. Erst wenn es im Parlament eine Mehrheit gibt, kommt es zu einer Handlung. Bei manchen Menschen halten sich die Kräfte die Waage, sodass am Ende gar nichts passiert.

Die Erfahrung mit dieser Handlung wird als Regel abgespeichert und gilt als Richtlinie für alle zukünftigen ähnlichen Entscheidungen. In Zukunft werden wir also bei jeder Entscheidung erst fragen, ob es eine Regel dazu gibt, und diese befolgen, bevor wir uns die Mühe machen, eine Diskussion der Parteien zu erwirken. Ähnlich wie vor Gericht, wo man als Erstes schaut, ob es einen Präzedenzfall gibt.

Und wem das jetzt zu theoretisch war: Stellt euch vor, euer erster Versuch, jemanden in einer Bar anzusprechen, endet in einem Korb. Sofort formuliert das Parlament die Regel: Wer Peinlichkeiten vermeiden möchte, spricht lieber niemanden an. Beim nächsten Mal, wenn ihr kurz davor seid, es doch zu wagen, wird diese Regel aus der Schublade gezogen – und zack, ihr bleibt mit eurem Bier allein am Tisch sitzen. In der Therapie schauen wir deshalb genau, ob wir es mit alten Regeln aus der Kindheit oder mit aktuellen Entscheidungen zu tun haben. So können wir uns direkt mit den richtigen Baustellen beschäftigen und verbringen keine Zeit mit den falschen.

Wie in jedem Parlament geht es auch in unserem Innern manchmal chaotisch zu. Dort wird jede Entscheidung leidenschaftlich diskutiert, und erst nach einer erfolgreichen Abstimmung darf sie nach draußen.

Die Entwicklung jedes individuellen Parlaments hängt stark von Herkunft und Erfahrungen ab. In manchen Kulturen ist die Gefühlspartei traditionell stärker, in anderen die Verstands- oder Moralpartei. Und wie jede andere Demokratie verschlingt das Parlament Kraft und Zeit. Umso dankbarer sind wir für Regeln, die sich bewährt haben und die Diskussion abkürzen.

Aber Vorsicht: Manchmal tagt das Parlament auch auf Grundlage falscher Informationen. Paul Watzlawick hat das wunderbar beschrieben: Einer will sich vom Nachbarn einen Hammer ausleihen. Der hat gestern nur flüchtig gegrüßt, war vielleicht in Eile. Aber vielleicht auch nicht. Vielleicht hat er etwas gegen ihn. Vielleicht glaubt er, besser zu sein – nur wegen seines Hammers! Am Ende klingelt er wutentbrannt beim Nachbarn und schreit: »Behalt deinen blöden Hammer!« So entstehen Regeln, die nicht unbedingt hilfreich sind – und trotzdem unser Verhalten steuern.

Manchmal suchen wir auch nur die Bequemlichkeit bekannter Muster. Wer die Beatles oder ACDC zum tausendsten Mal hört, weiß genau, welcher Ton als Nächstes kommt. Das kostet keine Energie, aber es wird langweilig. Je weniger Kraft wir haben, desto stärker halten wir uns an das Bekannte. Ein Musikkritiker sagte mir einmal: Wenn ein neues Album beim ersten Hören sofort gefällt, ist es meist schwach – wir freuen uns nur, weil wir es in unsere bekannten Regeln einsortieren können. In der Praxis verwechseln wir übrigens regelmäßig ACDC mit ADHS: Das eine ist »Highway to Hell«, das andere »Highway to … schau mal, ein Schmetterling!«

Kurz & knapp

Unser Kopf ist wie ein Parlament voller Parteien: Verstand, Gefühl, Moral & Co. – alle reden durcheinander, manche treiben uns an, andere bremsen. Am Ende gewinnt, wer die Mehrheit hat. Die Erfahrung mit einer Entscheidung entscheidet, welche Regel daraus wird. Wiederholen wir das oder lassen wir es sein? Und diese Regel begleitet uns dann ein Leben lang. Bis wir Therapie machen.

Das erklärt, warum wir in der Bar lieber mit unserem Bier allein sitzen bleiben, warum wir den Nachbarn wegen eines Hammers anschreien oder warum wir ACDC zum hundertsten Mal hören. Regeln sparen Kraft, machen uns aber auch bequem und manchmal blind.

Kennen wir unsere Regeln, können wir sie aktiv verändern. Oder zumindest auf ein erwachsenes Niveau heben, falls wir die Regel als Kind erfunden haben. Und vielleicht ändert sich dann auch mal unsere Playlist.

Verstand und Gefühl

Die einfachsten Bereiche unseres inneren Parlaments kennen wir alle: die Parteien *Verstand* und *Gefühl*. Der Verstand ist im Großhirn verankert, während das Gefühl in Mittelhirn und limbischen System, den evolutionsgeschichtlich älteren Hirnbereichen, angesiedelt ist. Wenn ein Stück Kuchen vor uns steht, haben wir sofort zwei Meinungen: Der Verstand hat etwas gegen Zucker und Kalorien, das Gefühl freut sich auf den Genuss. Jeder kennt dieses Beispiel. Aber wie gehen wir damit um?

Einerseits könnte man versuchen, den *Verstand* zu stärken, damit er gewinnt. Leider ist der Verstand der jüngste Bereich im Gehirn und damit auch der schwächste. Dabei lässt er sich am leichtesten beeinflussen, und deshalb arbeiten wir so oft auf dieser Ebene. Mit dem Verstand zu arbeiten, bedeutet in diesem Beispiel, sich zu zwingen, bei der Diät zu bleiben und logische Argumente gegen den Kuchen zu finden. Doch der Verstand wird schwächer, je öfter wir ihn verwenden, während das Gefühl durch Wiederholung stärker wird. Nach genügend Wiederholungen wirken die Argumente des Verstands irgendwie hohl und wenig überzeugend.

Das *Gefühl* hingegen wird stärker, je öfter wir es aktivieren. Je öfter ihr an den Kuchen denkt – und erst recht, wenn er bereits duftend auf dem Tisch steht –, desto schwieriger wird es, zu widerstehen. Vielleicht erinnert sich der eine oder andere an die Werbung für Überraschungseier: Wenn ein Kind 30 Minuten lang das Ei nicht öffnet, bekommt es ein zweites. Nur die Kinder, die das Ei nicht angesehen haben, schafften es, zu warten. Entweder lasse ich das Begehren gar nicht erst aufkommen – oder ich muss mit dem Verstand dagegen ankämpfen. Beim Überraschungsei klappt das Wegsehen, beim Kuchen dagegen so gut wie nie.

Gegenüber den viel älteren Hirnbereichen ist der Verstand oft im Nachteil – sei es im Vergleich zum Gefühl oder zu unseren Reflexen. Das weiß jeder, der mal versucht hat, eine Kontaktlinse ins Auge zu setzen. Egal, wie sehr man es will, das Auge kneift zu. Spätestens hier wissen wir, dass der Verstand bei unseren Entscheidungen sehr schnell an seine Grenzen stößt. Schlimm genug, dass das ganze Schulsystem und auch das Studium sich hauptsächlich mit dem Verstand beschäftigen.

Und doch, ohne den Verstand ist alles nichts. Wenn wir von einer Sache nicht überzeugt sind, wenn wir sie nicht wollen, wird es sehr schwer. Daher müssen wir zu Anfang einer jeden Therapie den Verstand mit ins Boot nehmen. Wir erklären die Vorgehensweise, die Erkrankung und alle nötigen Schritte. Ich erkläre jeden Vitalstoff. Psychoedukation nennt sich das. Wenn jemand den Sinn einer Therapie nicht einsieht oder Gründe hat, nicht gesund werden zu wollen, wird es schwer für den Therapeuten. Bei einem Rentenbegehren könnte das der Fall sein: Jemand ist depressiv und macht auch eine Therapie, aber nur, weil sie angeordnet wird. Er darf nicht gesund werden, weil er sonst nicht frühberentet wird. Übersehen wir das, beißen wir uns die Zähne aus.

Gefühle sind viel schwerer zu beeinflussen. Wir können sie wie bei den Überraschungseiern vermeiden. Oder sie verändern. Früher mussten Bäckereiverkäufer an ihrem ersten Tag jedes süße Teilchen probieren. Das führte schnell zu Übelkeit, und das mit den Gebäckstücken verbundene Gefühl war nicht mehr Verlockung. Jedem ist das schon mal mit Alkohol so gegangen. Alle haben schon mal ein Getränk zu oft getrunken und konnten es danach nie wieder anrühren. Für mich ist es der Orangensaft. Möglicherweise war auch Campari darin. An dem Getränk gibt es nichts auszusetzen, aber nach dieser Feier war es für mich Geschichte.

Das ist auch das Geheimnis des Jo-Jo-Effekts bei Diäten: Der Verstand schwächt sich im Laufe der Diät ab, weil ihr euch täglich zum Hungern zwingen müsst und das sehr erschöpfend sein kann. Mit jedem Gedanken an Essen werden das Gefühl und das Verlangen danach aber stärker. Sobald die Diät vorbei ist, schlägt das Gefühl zurück – wie ein Gummiband, das man zu lange gespannt hat. Und der Verstand? Der ist dann im Urlaub.

Viele Therapien funktionieren nicht, weil sie bei falschen Parteien ansetzen. Auch Männer und Frauen haben oft Streit, weil sie nicht wissen, dass es unterschiedliche Parteien gibt. Sie sagt: »Mein Chef hat mich total fertiggemacht, der ist so gemein!« Sie spricht auf der emotionalen Ebene. Er springt ihr bei: »Den ruf ich an und geig ihm die Meinung. Das macht der nicht noch einmal!« Er kommt von der lösungsorientierten Verstandespartei. Ihre Reaktion? Wahrscheinlich ist sie wenig begeistert. Und er ist sauer, weil er sich Mühe gegeben hat, eine Lösung für ihr Problem zu finden – und das ist jetzt auch wieder nicht richtig.

Andersherum funktioniert es genauso wenig: Die Frau erwartet eine rationale Rückmeldung, bekommt aber eine emotionale. »Ich glaube, mein Auto ist kaputt, das macht so komische Geräusche.« Und er antwortet: »Wie fühlst du dich, wenn das Auto so klingt?« Alles richtig gemacht, der Mann hat sich weitergebildet.

Kurz & knapp

Den ewigen Kampf zwischen Kopf und Herz kennt jeder. Zumindest den Umgang mit diesen beiden Parteien müssen wir verstehen, damit unsere Beziehungen besser laufen. Wollt ihr Trost oder eine Lösung? Der Verstand verbraucht viel mehr Energie als das Gefühl. Je länger der Kampf geht, desto eher gewinnt das Gefühl. Je anstrengender die Arbeit, desto teurer der Frustkauf. Je länger wir Diät machen, desto stärker der Jo-Jo-Effekt. Weil wir keine Kraft mehr haben, gegen das Gefühl zu kämpfen.

Moral

Wenn es nach Wichtigkeit ginge, stünde die Partei *Moral* bestimmt eher hinten in der Liste. Mit Moral meine ich Regeln, die uns von außen vorgegeben werden, im Gegensatz zu denen, die wir selbst durch Erfahrung gelernt haben. Solche Regeln können aus der Gesetzgebung oder der Religion stammen, aber auch aus einem Verhaltenskodex im Fußballverein, im Freundeskreis – oder der Mafia. Es geht an dieser Stelle nicht um Sinn oder Unsinn von Moral, sondern darum, dass diese Regeln ein wichtiger Entscheider sein können. Je mehr wir uns von der Religion entfernen, je weniger soziale Kontakte wir haben, desto weniger Einfluss hat dieser Entscheider. Menschen orientieren sich auf sehr unterschiedliche Weise an Moral. Am strengsten ist die Haltung, dass man nur das tut, was eindeutig richtig ist, und alles Falsche meidet. Eine Stufe darunter ist die Einstellung: »Solange es nicht verboten ist, ist es erlaubt.« Nur weil es nicht verboten ist, auf Kosten der Umwelt zu leben oder Zigarettenkippen auf die Straße zu werfen, macht es das aber noch nicht richtig. Eine weitere Stufe: Man macht Dinge, die eigentlich falsch sind – solange sie nicht geahndet werden. Und schließlich die Haltung: Man macht auch Dinge, die bestraft werden, solange der Nutzen die Strafe überwiegt. So wie der Nachbar, der lieber die Strafe fürs Brunnenbauen bezahlt, weil das immer noch schneller und billiger ist als die Genehmigung. Die nächste Stufe wäre dann wohl eine Kleptokratie, wo sich jeder alles schnappt, was er bekommen kann.

In den Anfängen meiner Therapietätigkeit hatte ich immer wieder Fälle, die moralisch geprägt waren. Katholische Familien grenzten den evangelischen Ehemann aus oder verhinderten die Hochzeit. Großes Drama, kann man sich 30 Jahre später kaum noch vorstellen. Der dritte Sohn musste ins Kloster, um das Seelenheil der Familie zu garantieren. Kennt heute auch keiner mehr …

Da in der modernen Therapie interkulturelle Konflikte sehr präsent sind, muss das Thema Moral wieder ernster genommen werden. Einfach weil sie in anderen Kulturen einen viel höheren Stellenwert hat und weil die daraus folgenden Regeln uns oft nicht geläufig sind. Da werden dann innerfamiliäre Konflikte noch mal viel brisanter – und auch unverständlicher.

Das bereits besprochene System der Ankerpunkte erklärt uns, dass wir eine Situation sofort anhand unserer eigenen verankerten Moral bewerten. Die aber höchst individuell ist. Deswegen wissen die deutschen Politiker und Politikerinnen sofort auf Basis ihres deutschen Ankerpunkts, wie sich jeder auf der Welt zu verhalten habe. Passende Lektüre dazu bringen sie gerne mit … Die beste Ehefrau von allen fragte mich einmal, wozu das Ankerpunktsystem überhaupt gut sein soll. Meine Antwort: Wenn es einen einzigen Politiker nur dazu bringt, innezuhalten und sich klarzumachen, dass sein Ankerpunkt lediglich einer von vielen ist – und dass jeder seinen eigenen für den einzig richtigen hält und es als Kränkung empfindet, wenn dieser infrage gestellt wird –, dann wäre das schon mehr als genug.

So altmodisch es klingt: Der Entscheider Moral könnte genau das sein, was die neuen Generationen brauchen. Regeln, die uns zeigen, wie Zusammenleben, Freiheit, Erfolg und Gesundheit funktionieren – all die Dinge, die ich sonst jedem Einzelnen in der Therapie beibringen muss. Was für eine großartige Idee Religion damals wohl gewesen sein muss! Wie wäre es mit einer Stunde pro Woche Frontalunterricht: nicht töten, nicht stehlen, nicht neidisch sein – und am Feiertag ausruhen, sonst droht Burnout. Weil die Menschen das dann schon als Kinder lernen, sitzen diese Regeln fest. Man müsste sie nur regelmäßig aktualisieren, ohne die Botschaft zu verlieren. Statt »Du sollst nicht falsch Zeugnis reden wider deinen Nächsten« könnte es heißen: »Wir lügen und mobben nicht. Wir lästern nicht, sondern sprechen Dinge direkt an.«

Eine Stunde pro Woche für solche Regeln: was für eine unglaubliche Chance für Religionen, vom Problem zur Lösung zu werden.

Kurz & knapp

Moral war früher wohl einmal die stärkste Parteienfraktion. Heute spielt sie wohl eher eine untergeordnete Rolle. Auch wenn wir weder von der Kirche, der Familie oder unserer sozialen Gruppe geprägt werden, sollten wir uns immer fragen: Welcher Mensch möchte ich sein? Und wie würde sich dieser Mensch in dieser Situation verhalten? Dies ist einer der wenigen Wege zu einem starken Selbstbewusstsein.

Gewohnheit

Wie bei anderen Entscheidern auch, geht es beim Entscheider Gewohnheit primär darum, uns am Leben zu erhalten – nicht, uns glücklich zu machen. Wenn wir gestern überlebt haben und heute alles genauso machen, überleben wir heute wahrscheinlich auch. Klingt nicht so schlau? Das liegt daran, dass Logik ein anderer Entscheider ist. Klingt auch nicht besonders spaßig? Emotion spielt hier ebenfalls keine Rolle. Die Gewohnheit ist ein anderer Entscheider als Kraft – wird aber oft verwechselt. Wenn ich keine Kraft habe, *kann* ich meine Arbeitsstelle oder meinen Partner nicht verlassen. Aus Gewohnheit *will* ich das aber nicht, selbst wenn ich die Kraft dazu hätte. In der Gewohnheit steckt ein Widerstand gegen Veränderungen.

Eine Veränderung ist immer hypothetisch. Ich kann mir eine andere Arbeit logisch vorstellen und ich kann sie mir emotional vorstellen. Jetzt könnt ihr euch ausmalen, wie stark die Partei Gewohnheit sein muss, um diese beiden Kräfte zu neutralisieren. Wenn wir diesen Entscheider nicht verstehen, können Therapien oft nicht erfolgreich sein. Wie häufig erlebt man, dass eine Patientin unglücklich mit ihrem Partner ist und es keinen logischen Grund gibt, bei ihm zu bleiben – und in der Sitzung sieht sie das auch vollkommen ein. Dennoch dauert es noch Jahre bis zur Trennung. So etwas bleibt unverständlich, wenn man bei den falschen Entscheidern sucht.

Gewohnheit kann uns aber auch nützlich sein. Alles, was wir 21 Tage lang konsequent tun, wird zur Gewohnheit. Die Zahl ist zwar nicht wissenschaftlich bewiesen, trifft aber oft zu. Ich habe mal das Experiment gemacht und bin jede Strecke gejoggt, die ich sonst gelaufen wäre. Die Probleme mit den Schuhen und dem Schwitzen klären wir ein anderes Mal. Nach etwa drei Wochen kam es mir vollkommen falsch vor, gemütlich die Straße entlangzugehen. Es fühlte sich an wie etwas grundlegend Falsches. So geht es auch dem Fleißigen, der die Aufgabe bekommt, sich eine Stunde täglich in den Sessel zu setzen und aus dem Fenster zu sehen. Inhaltlich mag das sinnvoll sein, aber der Patient wird das Gefühl entwickeln, etwas ganz und gar Falsches tun. Die meisten halten das keine drei Minuten durch.

Es macht auch keinen Sinn, hier mit anderen Parteien zu argumentieren. Logische Erklärungen, warum das Nichtstun zur Regeneration wichtig ist oder dass es doch auch mal schön sein könne, im Sessel zu sitzen, sind hier völlig fehl am Platz. Genauso schwer fällt es Menschen, sich zu motivieren, wenn sie Pausen gewohnt sind. Als in Hannover die Stadtwerke an Enercity verkauft wurden, hatten sie große Schwierigkeiten, das Arbeitstempo der ehemals öffentlich beschäftigten Mitarbeiter auf ein konzernübliches Maß zu steigern. Und im Dschungelcamp berichtete Fabio Knez von seinem Beamtenjob bei der Polizei: morgens erst mal frühstücken, dann Kaffee mit den Kollegen, dann Rechner hochfahren, Mittag vorbereiten – und nach zwei Stunden die erste E-Mail. Er meinte, er habe irgendwann das Gefühl gehabt, er würde gar nicht mehr in die Gänge kommen, wenn er in diesem Job noch länger bliebe. Bei Enercity hat man es mit Motivation, Provisionen und Abmahnungen versucht – ohne Erfolg. Das gewohnte Arbeitstempo war so etabliert, dass es sich nicht verändern ließ.

Gewohnheit will uns nicht glücklich machen, sondern nur am Leben erhalten – genau wie der Entscheider *Angst*. Damit erklären sich viele Fragen des Lebens: Warum wohnen so viele Menschen über Generationen hinweg an furchtbaren Orten? Warum wechseln wir nicht häufiger den Job, obwohl wir uns verbessern könnten? Warum gehen wir nicht mit der aktuellen Mode? Gewohnheit ist eine besonders mächtige Partei.

In den meisten Fällen schaffen es Menschen erst dann, sich aus ihrer Gewohnheit zu lösen, wenn sie es mit anderen starken Entscheidern zu tun bekommen: etwa dem *Leid*.

Kurz & knapp

Sicher ist sicher und Veränderungen riskant. Wenn wir gestern überlebt haben und heute alles genauso machen, überleben wir heute auch. Gewohnheit ist mehr als nur Angst vor Neuem oder Widerstand gegen Veränderung. Sie behindert jeden Entwicklungsprozess. Selbst den neuen Golfschwung, Elektroautos oder Veganismus. Und Therapie ist vor allem ein Entwicklungsprozess, der nicht funktioniert, wenn wir die Liebe zur Gewohnheit übersehen.

Natürlich sind Leid und Glück Gefühle, aber nicht in unserem Sinn. Genauso wenig wie Angst oder Schmerz. Wir könnten uns neue Bezeichnungen ausdenken, von Stimmung oder Körperwahrnehmung sprechen. Aber ich versuche gerne mit Begriffen zu arbeiten, die ohne Erklärung jedem neuen Patienten verständlich sind. Seit meinem ersten Kreditantrag für meine erste Praxis geht mir das so. Ich wurde mit Begriffen wie Aval, Tilgung, Zins, Kontokorrent, Bonität, Bindung und Cap bombardiert. Bei den ersten fragte ich noch nach. Der Blick des Beraters wurde aber immer mitleidiger. Er dachte, er hätte es mit einem Schwachsinnigen zu tun, der die einfachsten Wörter nicht kennt. Und ich dachte das von mir irgendwie auch. Er verwendete diese Begriffe jeden Tag seit 20 Jahren, und sie waren für ihn völlig verständlich. Sie entsprachen seinem Ankerpunkt, und von dem betrachtet war ich ein Schwachkopf. Das machte mich ärgerlich, und ich habe mich über ihn beschwert. Er wurde ausgetauscht – und die neue hat das gleiche Kauderwelsch erzählt.

In der Therapie wollen wir keine Patienten verärgern und keine Widerstände produzieren, nur weil wir uns an eine Fachsprache gewöhnt haben. Wenn ich einem Patienten ein Buch mitgeben muss, damit er weiß, was mit »Resilienz« gemeint ist, ist das zu umständlich. Erstaunlicherweise verwenden viele Patienten mittlerweile gerade dieses Wort.

Leid und Glück sind langfristige positive und negative Konsequenzen eines Verhaltens. Leid alleine reicht nicht aus, um eine Veränderung in unserem Leben zu bewirken. Das Leid muss stark genug sein, um andere Entscheider wie Gewohnheit oder Angst zu übertreffen. Wenn wir nur das Leid betrachten, macht das Verhalten eines Patienten keinen Sinn. Er leidet – warum verändert er nichts? Erst wenn wir uns alle Entscheider anschauen, sehen wir, was dahintersteht. Der Verstand sieht keine Alternative, die *Angst* ist zu groß, die *Regel* des Vaters sagt, er soll sich nicht selbstständig machen, und die Gewohnheit möchte, dass alles so bleibt, wie es ist. Er hat keine *Kraft* für Veränderungen oder möchte seine Arbeitskollegen nicht im Stich lassen (Entscheider Loyalität). Erst wenn wir alle Parteien genau abgeklopft haben, können wir eine Therapie planen. Dann wissen wir, wo wir ansetzen müssen.

Als Laien stürzen wir uns oft auf den schwächsten Entscheider, die Vernunft. Er ist am leichtesten zu beeinflussen. »Wenn es dir in deinem Job so schlecht geht, dann kündige einfach!« – »Trenn dich doch, wenn dir der Mann nicht guttut!« Hat dieser Rat je geholfen?

Ausgerechnet diesen schwächsten Entscheider trainieren wir am meisten. Schon in der Schule. Warum üben wir nicht folgende Aufgabe: »Wenn Carsten zehn Kekse hat und Kevin ihm vier wegnimmt, wie fühlt sich Carsten dann?« Diese Aufgabe wäre für Lehrer zwar schwerer zu benoten, aber viel wichtiger. Statt Empathie und Einfühlungsvermögen üben wir nur logisches Denken. Das Ergebnis: Erwachsene, die ihren Kindern sagen, sie sollen sich nicht so anstellen.

Nur wenn das Leid stärker, oder der Widerstand aus Angst, Gewohnheit und Kraftlosigkeit durch die Therapie schwächer wird, kommt es zu einer Veränderung. Bisher hat noch niemand vor mir gesessen und gesagt: »Mein Job war so super, ich habe so viel Geld verdient, und alle waren so nett zu mir, dass ich unbedingt kündigen und mich selbstständig machen wollte!« Solange der Job einigermaßen okay ist, brauchen wir schon sehr starke Entscheider, um etwas gegen den Widerstand von Gewohnheit, gutem Gefühl und Angst zu ändern.

Besonders deutlich wird dieser Mechanismus im Beamtenwesen. Ich habe sehr viele Beamte behandelt, die unzufrieden mit ihrer Tätigkeit waren. Aber die Umstände sind selten so schlimm, dass man wirklich leidet: Das Gehalt ist gut, die Beihilfe besser als die gesetzliche Kasse, gekündigt werden ist praktisch unmöglich, und die Pension lässt jeden Rentner blass werden. Hier verbündet sich der Verstand mit der Gewohnheit – gegen die ständige Frustration und das Gefühl der Sinnlosigkeit.

Im Lauf meiner Tätigkeit habe ich nur drei Beamte gesehen, die ihren Status freiwillig aufgegeben haben. Ein Freund von mir, Jürgen, arbeitete im Einwohnermeldeamt von Kassel und war dort 20 Jahre lang für die Buchstaben A bis C zuständig. 20 Jahre lang dasselbe Formular, dieselben Fragen und die immer gleichen lustigen Bemerkungen über denselben Druckfehler. Dreimal wurde seine Versetzung abgelehnt; als sie endlich bewilligt wurde, bekam er die Buchstaben K bis M zugeteilt. Gleicher Raum, gleiches Formular, nur andere Buchstaben. Dies war das Leid, was ihm half, seinen Widerstand zu überwinden. Kurz darauf verkaufte er seinen Wagen, kündigte seine Wohnung und ging nach Indien, wo er drei Jahre durchs Land wanderte und sich schließlich zum Guru ausbilden ließ. Eine massive Veränderung, die er als spirituelle Weiterentwicklung bezeichnete. In Wahrheit trieb ihn pure Hoffnungslosigkeit. Vorher bekam man ihn nicht mal aus seinem Heimatdorf heraus!

Jürgens Beispiel zeigt, wie stark das Leid erst werden muss, um sich gegen die Gewohnheit durchzusetzen. Aber Leid ist nur die Schattenseite dieses Entscheiders. Die andere Seite ist genauso stark: Glück als Zusammenfassung vieler kleiner Belohnungsmomente. Alkohol, Zigaretten und andere Drogen funktionieren fast ausschließlich über Glücksgefühle. Obwohl wir vom Verstand her wissen, dass Rauchen Lungenkrebs verursachen kann, rauchen viele weiter. Die abschreckenden Bilder auf den Schachteln sollen negative Gefühle und Angst hervorrufen. Beide haben aber keine Chance gegen die Partei Glück. Die Zigarette haben wir uns verdient!

Ähnlich funktioniert das bei sozialen Medien. Wer kann schon einem lustigen Katzenvideo oder einem Like auf Instagram widerstehen? Das Gehirn wird mit Glücksgefühlen überflutet, und die Vernunft hat Pause. Dieselben Mechanismen, die uns zu Zigaretten greifen lassen, bringen uns dazu, stundenlang auf TikTok zu scrollen. Und dabei verbrauchen wir genau das Dopamin, das wir dann später im ersten Teil unserer ganzheitlichen Psychotherapie mühsam wieder aufbauen müssen.

Kurz & knapp

Leid motiviert uns, etwas zu ändern. Glück bringt uns eher dazu, alles gleich zu lassen. Beides bemerken wir frisch am besten. Das neue Auto, der neue Job machen uns glücklich. Das gleiche Auto ein halbes Jahr später wird nicht mehr wahrgenommen. Der furchtbare Job nach 20 Jahren auch nicht mehr. Ich bin unglücklich, weiß aber nicht, warum. Leid ist der Motor eines jeden Veränderungsprozesses. Daher ist es wichtig, dass wir lernen, diese Partei wieder wahrzunehmen.

Angst

Es gibt nur eine Partei, die noch stärker ist als die zuvor genannten – und deutlich schwerer zu beeinflussen: die Angst. Anders als bei anderen Entscheidungsfaktoren geht es bei der Angst nicht darum, unser Leben zu verbessern oder uns glücklicher zu machen. Angst hat in erster Linie die Funktion, uns am Leben zu erhalten. Das Angstsystem ist tief im Zwischenhirn verankert und aktiviert von dort aus Verteidigungsmechanismen: Das Herz schlägt schneller, um mehr Blut in die Muskeln zu pumpen. Die

Lunge atmet schneller, um mehr Sauerstoff ins Blut und damit in die Muskeln zu bringen. Zittern zeigt die erhöhte Muskelaktivität, und Schwitzen sorgt für Kühlung der am Limit arbeitenden Muskulatur. Stresshormone blockieren den Schmerz und unterdrücken das Immunsystem, um keine unnötige Energie zu verschwenden – die Grippe können wir schließlich auch nach dem Kampf auskurieren. Falls wir da noch leben.

Jedes typische Angstzeichen macht also Sinn. Das Angstsignal trifft dabei nicht nur das Zwischenhirn, sondern auch den Hirnstamm, der automatische Verhaltensweisen wie Flucht, Kampf oder Erstarren auslöst. War in der Vergangenheit eines dieser drei Muster erfolgreich, werden wir auch in Zukunft darauf bevorzugt zurückgreifen.

Habt ihr als Kind etwa eure Eltern durch lautes Schreien zum Kauf des Überraschungseis überredet? Dann ist es wahrscheinlich, dass ihr auch heute noch mit Wutanfällen (Kampf) auf Probleme reagiert. Wurdet ihr dagegen bei jedem Aufmucken bestraft? Dann werdet ihr möglicherweise auch heute noch beim Streit erstarren oder fliehen. Wenn körperliches Fliehen unmöglich ist, fliehen wir geistig. Nur wenn die bevorzugte Strategie scheitert und der Druck bleibt, wird die Taktik gewechselt – aus Rückzug wird Kampf, aus Kampf wird Resignation.

Die Partei Angst kann alle anderen sofort überstimmen. Ein Beispiel dafür sind Massenpaniken. Ich habe Menschen therapiert, die beim Love-Parade-Unglück 2010 dabei waren. 21 Menschen starben, 652 wurden verletzt, und sechs haben infolge der traumatischen Erlebnisse Suizid begangen. Einer meiner Patienten erzählte mir, wie die Menge in einen Tunnel drängte, obwohl klar zu sehen war, dass dieser viel zu eng für so viele Menschen war.

Ähnliches passierte beim Hillsborough-Desaster 1989 und der Katastrophe von Heysel 1985 im Fußballstadion. Menschen rennen in Panik alle in dieselbe Richtung, selbst wenn es offensichtlich bessere Alternativen gäbe. Die Angst lässt uns Schutz in der Menge suchen und dieselben Aktionen wie alle anderen ausführen. Auch wenn wir wissen, dass es falsch ist, ignoriert das Gehirn diese logische Information.

Jede starke Partei kann schwächere überstimmen. Wenn ihr verliebt seid, ignoriert ihr vielleicht logische Tatsachen wie Eheringe, Kindersitze oder spontane Dienstreisen nach Buxtehude. Der Verstand ist schwächer als die meisten anderen Parteien und wird daher oft als Erstes ausgeschaltet.

Die Partei Angst lässt sich nur schwer beeinflussen. Eine einzige Erfahrung reicht schon aus, um eine Regel zu prägen, an die wir uns unser Leben lang halten. Jetzt könnten wir neue Erfahrungen machen, aber genau das möchte das Angstsystem verhindern. Werden wir von einem Hund gebissen, bräuchten wir einfach nur einige neue positive Erfahrungen mit einem Hund machen, um die Angst wieder zu verlieren. Aber genau daran hindert uns die Angst ja, Erfahrungen mit Hunden zu machen. Oder mit Höhe, Spinnen, Dates und allem anderen.

Kurz & knapp

Angst ist die stärkste Partei. Sie will uns am Leben halten und nicht glücklich machen. Wehren wir uns nicht gegen die Angst, wird sie größer. Irgendwann können wir es dann nicht mehr. Sie hindert uns am Fliegen, Schwimmen, sozialen Interaktionen, behindert die Karriere und verdirbt uns den Golfschlag. Zumindest, wenn ein Teich im Spiel ist.

Erst wollte ich diesen Entscheider nicht extra aufführen. Zu klein, zu unbedeutend. Die beste Ehefrau von allen hat mich aber aus ihrer eigenen therapeutischen Praxis auf die Wichtigkeit hingewiesen.

Grundsätzlich gibt es an Loyalität nichts auszusetzen. Es geht um Treue und Bindung, also darum, aufrichtig und dauerhaft zu einer Person oder Sache zu halten, auch wenn es schwierig wird. Es bedeutet, persönliche Interessen zurückzustellen.

Menschen verharren in toxischen Beziehungen, weil sie es versprochen haben, egal, wie schlecht es ihnen geht. Oder sie werden am Arbeitsplatz ausgebeutet, kündigen aber nicht. Sie opfern Beziehung oder Karriere, um im Dorf der Eltern zu bleiben und diese zu pflegen. Oder sie lassen sich jedes Weihnachten wieder die gleichen spitzen Kommentare zu ihrem Leben gefallen – und singen danach brav »Stille Nacht«. Wir vergessen dabei gern, dass soziale Regeln auch innerhalb von Familien gelten. Familie verlässt sich gerne darauf, dass die Partei Loyalität stärker als Gefühl oder Moral ist. Daher tolerieren wir Übergriffigkeit und schlechtes Benehmen in der Familie viel eher als bei Fremden. Sollten wir aber nicht.

Es kann auch Konflikte zwischen unterschiedlichen Loyalitäten geben. Der zwischen Partnerin und Mutter ist dabei sehr beliebt. Oder zwischen Chef und Kollegen. Immer häufiger sehen wir Loyalitätskonflikte zwischen kulturellen, familiären und freundschaftlichen Verpflichtungen. Geflüchtete, oft Muslime, die sich in Deutschland gut integrieren, ihre Traditionen aber nicht verraten wollen. Sehr aktuell und sehr problematisch.

Ich bin das erste Mal über diese Partei gestolpert, als ein Freund aus Loyalität im elterlichen Betrieb geblieben ist, obwohl er eigentlich hätte studieren können. Wir fanden das damals vernünftig –

im Nachhinein war es ein ziemlicher Verrat an seinem eigenen Talent.

Es wird wahrscheinlich klar, wo Überlastung, Schuld, Ängste oder Depressionen in diesem Zusammenhang herkommen können. Daher sollten wir diese Partei bei neuen Patienten immer im Blick haben – sonst sitzen sie am Ende in der Kreisklasse. Oder werden nicht gesund, weil sie die Beziehung zur Therapeutin nicht verlieren wollen. Oder heiraten nicht, um die Mutter nicht im Stich zu lassen.

Kurz & knapp

Loyalität hält uns fest zusammen – manchmal aber auch zu fest. Wer zu treu ist, bleibt in Beziehungen, Jobs oder Familienfeiern stecken, die längst nicht mehr guttun. Deshalb sollten wir diesen Entscheider ernst nehmen, sonst singen wir noch mit 60 »Stille Nacht« im Wohnzimmer unserer Eltern, statt »The Star-Spangled Banner« vor unserer ersten Superbowl-Teilnahme.

INSTINKT

Instinkt ist ein angeborenes Verhaltensmuster, das nicht den anderen Parteien entspringt. Es unterscheidet sich bei Männern und Frauen deutlich, und diese Unterschiede prägen unseren Alltag.

Ein Kernbereich des Instinkts sind Kampf, Flucht oder Erstarren – darüber haben wir bereits gesprochen. Weniger beachtet wird jedoch das instinktive Bedürfnis nach Hierarchien und Status. Spätestens ab der sechsten Klasse, wenn der Welpenschutz endet, sehen wir diese Dynamik. Gruppen ordnen sich hierarchisch, mit allen Konflikten, die dazugehören. Mobbing ist ein Ausdruck davon – und lässt sich nicht allein durch Verbote verhindern, solange wir den Hintergrund nicht verstehen. Dies gilt nicht nur in der Schule, sondern auch für Arbeitsgruppen. Mein erstes Aha-Erlebnis hatte ich auf einer Krankenstation. Zunächst waren alle 20 Schwestern nett zu mir. Doch nachdem ich mich einmal länger mit einer von ihnen unterhielt, war ich plötzlich Persona non grata für die halbe Station, und zehn andere wollten nichts mehr mit mir zu tun haben. Das Team war in zwei Lager gespalten, und drei Kolleginnen standen ganz außen vor. Ein Albtraum, wenn es um Vertretung oder Zusammenarbeit ging.

Wer das nicht kennt: einfach einen amerikanischen Highschoolfilm schauen. Irgendeinen. Da ist die Logik der Hierarchien meist besser erklärt als in jedem Lehrbuch.

Wir streben danach, uns an Führungsfiguren zu orientieren und Machtverhältnisse instinktiv wahrzunehmen. Und wir wollen Teil einer Gruppe sein, am liebsten Teil der besten Gruppe. Und wie bereits angedeutet, unterscheidet sich der Instinkt von Männern und Frauen. Ausnahmsweise denke ich mir das nicht selbst aus: Männer suchen Attraktivität und Jugendlichkeit, was sicherlich mit dem Fortpflanzungserfolg zu tun hat. Frauen suchen Ressourcen, Schutz und Stabilität. Qualitäten, die die Überlebenschancen der Nachkommen erhöhen. Frauen haben mehr Empathie, Männer schnellere Kampf- oder Fluchtreaktionen. Frauen neigen zu indirekten oder subtileren Formen der Konfliktbewältigung, bilden Allianzen. Männer sind risikobereiter, entscheiden schneller in Gefahrensituationen, suchen Herausforderungen. Frauen planen langfristiger, gehen weniger Risiko ein. Sie wollen soziale Bindungen durch Kooperation und Kommunikation stärken, bauen stabile Netzwerke und können in Gesprächen emotionale Nuancen besser erkennen. Männer wollen in Gruppen Dominanzhierarchien etablieren, orientieren sich an Konkurrenz und Wettbewerb. Sie suchen die Bindung durch gemeinsame Aktivitäten. Sie haben die Fußballfreunde, die Doppelkopfrunde und die Golfkumpels. Aber nicht die »Wir setzen uns hin und reden«-Freunde.

Und jetzt überlegt einmal, wie viele der genannten Themen in Partnerschaften zu Problemen führen können. Wenn wir hier beim falschen Entscheider suchen, kann das Problem nicht besser werden. Wichtig ist auch der Hinweis, dass Männer und Frauen über Jahrtausende eine Spezialisierung durchlaufen haben, die das Überleben der Spezies Mensch verbessert hat. Diese zu verteufeln oder zu missachten, schafft viel Leid – so politisch korrekt die Absicht auch sein mag. Wenn wir den Frauen beibringen, sich wie Männer, und den Männern, sich wie Frauen zu verhalten, ist das so, als würde ich den Stürmern und Torwarten beim Fußball sagen, dass jetzt alle Mittelfeld spielen sollen. Das macht das Training zwar einfacher und ließe sich sogar per Gesetz anordnen. Aber was machen wir in Deutschland, wenn in 30 Jahren das Essen wieder mit dem Speer gejagt werden muss? Und damit es etwas realistischer klingt: Sagen wir in 10 Jahren.

Leider müssen wir die Natur – und den Menschen als Teil von ihr – so nehmen, wie wir sie vorfinden, und nicht, wie wir sie uns wünschen. Die Ungerechtigkeit, dass Frauen immer noch weniger Geld für den gleichen Job bekommen, hat allerdings weder etwas mit Natur noch Psychologie zu tun. Das ist Kapitalismus und muss von ganz anderen Leuten erklärt werden.

Kurz & knapp

Instinkte sind die ältesten Entscheider in unserem Kopf – stärker als Logik, schneller als Gefühl. Sie erklären, warum sich Teams wie Highschoolcliquen verhalten, warum Männer lieber Fußball spielen statt reden und warum Frauen Allianzen bilden statt Zweikämpfe austragen. Diese Unterschiede sind kein Fehler, sondern jahrtausendelange Überlebensstrategien. Probleme entstehen erst, wenn wir so tun, als gäbe es sie nicht. Wir müssen die Partei Instinkt ernst nehmen und sie ohne Brandmauer in eine Koalition mit der Partei Verstand bringen. Und dann steuert die Drohne, wer es am besten kann – egal welches Geschlecht. Und wer alle Menschen ins Mittelfeld zwingt, darf sich nicht wundern, wenn keiner mehr ein Tor schießt.

Kraft

Mein Patient konnte die einfachsten Aufgaben nicht erledigen. Briefe öffnen, Anrufe entgegennehmen, Gespräche mit Kunden führen. Er hatte einfach nicht genug geistige Kraft dafür. Er hatte einen Brief vom Anwalt in der Hand und fragte sich, ob er die Kraft hatte, den Brief zu lesen. Genau wie er sich vorher überlegen würde, ob er 200 Kilo auf der Hantelbank stemmen könnte. Daher fing er den Arbeitstag mit leichten Tätigkeiten an: E-Mails lesen. Aber Angebote schreiben wurde aufgeschoben. Meist auf unbestimmte Zeit. Sein schlechtes Gewissen wuchs, die inneren Widerstände auch – und irgendwann war es einfach nur noch peinlich.

Der Entscheider *Kraft* ist die Energie, die uns dazu bringt, aktiv zu werden. Je mehr Kraft wir haben, desto aktiver werden wir, bis zu einer inneren Unruhe, die uns dazu bringt, im Kreis zu laufen.

Zuletzt hatte ich das mit sechs, als ich Hausaufgaben machen musste, während alle meine Freunde draußen Fußball gespielt haben. Ist die Kraft niedrig, werden wir nicht aktiv, egal, wie verlockend das Leben um uns herum ist. Und hier unterscheiden wir ganz im ganzheitlichen Sinne nicht zwischen körperlicher und geistiger Kraft, weil beides gleichermaßen wichtig ist.

Ist unsere geistige oder körperliche Kraft gering, können uns andere Entscheider antreiben: Der Verstand zwingt uns, etwas zu tun. Das Gefühl motiviert uns. Setze ich dieses System im Profisport ein, analysieren wir: Hat er nicht genug Energie für 90 Minuten *(Kraft)?* Oder fehlt ihm der Sinn in einem Spiel *(Verstand)?* Hat er keinen Spaß und ist dadurch unmotiviert *(Gefühl)?* Fehlen klare Teamregeln wie Loyalität oder Fairness *(Moral)?* Alleine über die Rolle der Angst könnte man beim Fußball ein ganzes Buch schreiben.

Suchen wir beim falschen Entscheider, kostet das beim Fußball sehr viel Geld. Eines ist trotzdem klar: Ab der 80. Minute gibt es keine Kraft mehr, für den Rest des Spiels können wir nur noch über andere Entscheider arbeiten: Zwang, Motivation, Loyalität, Moral. Sie bringen uns dazu, eiserne Energiereserven zu mobilisieren. Doch diese müssen danach wieder aufgefüllt werden. Geschieht das nicht, droht der Burnout. Daher brennen paradoxerweise gerade die motiviertesten und loyalsten Mitarbeiter als Erste aus.

Um aktiv zu werden, brauchen wir Kraft, Antrieb und einen geringen Widerstand. Kraft kennen wir jetzt, die körperliche oder geistige Energie für Aktivität, das Benzin für unseren Motor. Antrieb ist die Summe aller Entscheider für eine Aktivität, und Widerstand ist die Summe aller Entscheider dagegen. Wie im Auto: Es gibt gute Gründe, zum Sport zu fahren, und gute Gründe dagegen. Aber solange kein Benzin im Tank ist, brauche ich mir über die Gründe gar keine Gedanken zu machen.

In der Therapie lassen sich die Kraftreserven gut beobachten: Menschen mit viel Kraft sprühen vor Energie. Sie lassen sich nicht aufhalten und stehen nach jeder Niederlage wieder auf. Ihre Energie ist ansteckend, sie begeistern uns. Das zeigt sich auch an der Stimme: mal laut, mal leise, auf- und absteigend wie auf einer Tonleiter. Auch Gestik und Mimik wirken lebendig und kraftvoll.

Bei Menschen mit einem niedrigen Kraftpegel fällt sofort ihre monotone Stimme auf. Sie sprechen mit gleichbleibender Lautstärke, ohne Variation. Gesten bleiben aus, und auch die Mimik zeigt wenig Ausdruck. Der erfahrene Therapeut wird da sofort hellhörig. Früher wurde dies nur »Antrieb« genannt. Kraft ist tatsächlich ein Teil des Antriebssystems. Aber eben nur ein Teil. Jemand kann energiegeladen wirken, obwohl die eigentliche Kraft fehlt – etwa wenn er gute Laune hat, sich dazu zwingt, sich moralisch oder aus Loyalität verpflichtet fühlt oder weil er Angst hat. All das können starke Antreiber sein, die zur Not auch ohne Kraft auskommen können. Wenn ihr beispielsweise nach der Joggingrunde nach Hause kommt, völlig erschöpft seid, aber sehr starken Druck Richtung Toilette verspürt – und plötzlich die Durchschnittsgeschwindigkeit noch einmal rasant ansteigt. Sind da die Muskeln plötzlich wieder voll aufgeladen?

WENN AKTIVITÄT NICHT GELINGT: URSACHEN JENSEITS VON FAULHEIT

Von außen mag es gleich aussehen: »Jemand schafft seine Arbeit nicht.« Doch die Gründe dahinter können völlig unterschiedlich sein. Hier ein paar der häufigsten Kombinationen:

▶ ***Hohe Kraft, hoher Antrieb, hoher Widerstand***

In diesem Fall will jemand etwas unbedingt tun, hat auch die Kraft dazu, aber der Widerstand blockiert ihn. Die Handlung bleibt im Entscheidungsparlament hängen. Das ist eine recht häufige Situation. Wir wollen jemanden kennenlernen, trauen uns aber nicht. Wir haben genug Kraft, hohe Motivation, weil der oder die Betreffende sehr nett aussieht, aber die Angst vor der Peinlichkeit hemmt uns. Bei Vorträgen, Prüfungen und vielen beruflichen Situationen sehen wir dieses Bild. Von außen sehen wir nur, dass jemand inaktiv bleibt.

▶ ***Hoher Antrieb, niedrige Kraft***

Hier bremst uns die fehlende Kraft aus, obwohl wir wollen. Körperlich würden wir gerne einen Marathon laufen, schaffen aber nicht mehr als 10 Kilometer. Geistig würden wir gerne eine Einserprüfung ablegen, können aber keine Seite des Buches im Kopf behalten. Wir würden uns gerne mit Freunden treffen, kommen aber vom Sofa nicht hoch. Burnoutpatienten liegen im Bett, würden gerne aufs Handy schauen oder fernsehen, können sich vor Kraftlosigkeit aber kaum bewegen. Von außen sieht das wie Faulheit aus, ist aber das genaue Gegenteil. Bei Faulheit haben wir viel Kraft, aber keinen Antrieb.

Auch wenn unsere geistigen Speicher durch häufigen Cannabis- oder Kokaingenuss geleert sind, kann es zu Kraftlosigkeit kommen. Manchmal leiden Patienten noch Jahre später daran. Zu der inneren Kraftlosigkeit kommt noch, dass diese Menschen gewohnt sind, dass die Partei *Belohnung* durch Drogen aktiviert wird, ohne etwas dafür tun zu müssen. Und ohne Belohnungssystem wird es schwer, sich zu motivieren.

Kraft verbraucht sich durch Aktivität – deshalb haben wir auf der Arbeit montags mehr Antrieb als am Freitag. Es sei denn, wir sind unter 30. Dann haben wir nach dem anstrengenden Partywochenende wenig Kraft, und die regeneriert sich zum Ende der Woche wieder. Ich habe schon früher immer gesagt, dass Meetings im Krankenhaus nur mittwochs Sinn machen. Da ist der Energiepegel von jüngeren und älteren Mitarbeitern ungefähr gleich.

▶ ***Niedriger Antrieb, hohe Kraft***

Dieser Zustand ist die klassische Langeweile: Wir haben Energie, aber keine Idee, was wir tun sollen. In unserer heutigen Welt voller Medien und Freizeitangebote kennen das nur noch wenige. Dabei ist genau dieser Zustand die Geburtsstätte von Kreativität und Regeneration. Und ja, wir nennen es manchmal auch Faulsein. In meiner Kindheit haben wir uns aus dieser Not Spiele ausgedacht oder sind in Sportvereine gegangen. Heute wird alle überschüssige Energie vom Medienkonsum abgeschöpft. Schaut euch mal eine Statistik an, wie sehr die Einreichung von privaten Patenten zurückgeht. Warum sollte ich in meinem Keller eine Glühbirne oder Schallplatte erfinden wie Edison, wenn ich auch Diablo 4 spielen kann?

Um aktiv zu werden, brauchen wir Kraft, Antrieb und einen geringen Widerstand. Wenn Patienten berichten, dass sie ihre Arbeit nicht mehr schaffen, hilft es, systematisch durch das Parteienmodell zu gehen, um die Ursachen zu erkennen. Liegt es an mangelnder Kraft, fehlendem Sinn, geringer Lust, Konflikten mit Teammitgliedern, fehlender Moral am Arbeitsplatz oder Angst vor Versagen oder Kritik?

Nur wer das Problem versteht, kann gezielt ansetzen – und dem Menschen wirklich helfen.

Kurz & knapp

Ohne Kraft kommt es zu keiner Handlung. Egal, wie motiviert wir sind oder wie vernünftig ein Vorschlag klingt. Alle anderen Parteien werden überstimmt, wenn es keine Kraft gibt. Schafft ein Patient seine Arbeit nicht, denken wir zuerst an diesen Entscheider, den man zum Glück messen kann. Erst danach kann man über mangelnde Motivation, fehlende Einsicht, Faulheit oder vieles anderes nachdenken.

Regeln

Die Regelpartei wird im Laufe des Lebens immer stärker. Weil immer mehr Regeln dazukommen. In etwa wie die CDU. Wir fangen alle links außen an: Studentendemos, mehr BAföG. Und landen dann rechts: runter mit den Spitzensteuersatz. Erst ruf ich: »Haut die Bullen platt wie Stullen!« und plötzlich rufe ich die Polizei, weil der Nachbar nach zehn zu laut Musik hört. Daher ist dieses Kapitel etwas länger geworden. Man kann sich Regeln vorstellen wie Sicherheitsgurte – Retter und Spaßbremse zugleich. Jede erlebte Situation, egal wie erfolgreich, wird als Regeln abgespeichert. Taucht ein ähnliches Problem auf, greifen wir auf diese Regel zurück. Die Entscheidung geht nicht ins Parlament, das regeln die Neuronen von ganz alleine.

WENN SOGAR FLÖHE REGELN HABEN

Auch Tiere sind in der Lage, Regeln zu bilden. Leider. So hat meine Katze einmal erfolgreich meine Schlafzimmertür geöffnet, indem sie sich an die Klinke hängte. Seitdem macht sie das jede Nacht. Drehe ich die Klinke nach oben, springt sie ins Leere. Mit einem lauten Knall. Kann sie also die alte Regel durch eine verbesserte neue Regel ersetzen? Nein, sie springt mit ihren vier Kilo gegen die Tür, Kopf voraus. Drei Herzinfarkte später mache ich die Tür meist freiwillig auf. Meine anderen Katzen lernen durch Zusehen zum Glück ungefähr so viel wie ich, wenn ich den Golfschwung von Tiger Woods betrachte. Ich schaue zu und staune. Mehr passiert nicht.

Im Tierversuch hat man in den Sechzigerjahren einen Käfig mit einem Hund unter Strom gesetzt. Der Hund suchte nach einem Ausweg, fand keinen und legte sich resigniert hin. Machte man die Tür auf, blieb er liegen. Die Regel, »es gibt keinen Ausweg« war stärker als die kaum zu übersehende Fluchtmöglichkeit.

Ähnlich verhält es sich bei Flöhen, die 2 Meter hoch springen können. Gibt man sie in ein 20-Zentimeter-Glas, springen sie nur 20 Zentimeter. Mehr würde auch keinen Sinn machen. Nach einigen Versuchen speichern die Flöhe das als Regel ein. Nimmt man den Deckel des Glases ab, springen die Flöhe immer nur noch 20 Zentimeter. Keiner kommt aus dem Glas heraus. Entsprechend wundern wir uns manchmal, warum Menschen in einer Diktatur nicht rebellieren oder flüchten.

Die Fähigkeit, Regeln zu bilden und in ähnlichen Situationen zu verwenden, ist ein riesiger Vorteil und die Basis einer jeden Wissenschaft. Aber wir lernen nicht nur sinnvolle Regeln: Wenn ich in der Schule für eine Frage ausgelacht werde, überlege ich künftig zweimal, bevor ich mich äußere. Solche erlernten, oft unbewussten Regeln können uns später blockieren – und genau hier setzt Psychotherapie an.

Die meisten dieser Regeln entstehen im Kindesalter, obwohl wir den Großteil unseres Lebens kein Kind mehr sein werden. Zudem lernen wir sie von Menschen, die sie sich selbst aus ihren eigenen Erfahrungen zusammengebastelt haben. Das sollte uns zu denken geben.

Psychotherapie bedeutet, eine erlernte, aber schlechte Regel zu ändern. Man muss sich dafür gegen seine eigene Erfahrung durchsetzen. Und diese Veränderungen sind schwierig. Das hat auch einen tieferen Sinn: Die Summe unserer Regeln macht einen Teil unserer Persönlichkeit aus. Wenn sich diese Regeln plötzlich ändern, geraten nicht nur wir selbst, sondern auch unsere Beziehungen und unser Umfeld aus dem Gleichgewicht. Stellt euch vor, ihr heiratet einen Mann, der gestern noch sparsam und introvertiert war, plötzlich aber das genaue Gegenteil ist. Selbst langsame und positive Veränderungen sind nicht immer gut für Beziehungen oder berufliche Tätigkeiten. Daher gibt es immer eine Anzahl von Parteien, also einen Widerstand, der gegen jede Veränderung ist.

Neue Informationen werden im Gehirn nicht sofort als stabile Nervenverbindung abgespeichert, sondern nur als provisorische »Zuckerbrücke«. Sie muss bestätigt werden, sonst löst sie sich wieder auf. Wir müssen immer wieder die gleiche Erfahrung machen, damit sich die Regel festsetzt. Und noch schwieriger wird es, wenn erst eine alte Nervenverbindung abgebaut werden muss.

Wenn ihr also in einer Golfstunde einen guten Schwung trainiert, greift ihr eine Woche später beim Turnier trotzdem auf euren alten zurück. Die neue Zuckerbrücke ist längst weggeknuspert. Lernen wir das Ganze noch einmal, erinnern wir uns zumindest, dass wir es schon mal wussten. Ist etwas wie ein Alzheimer-Déjàvu: »Ich erinnere mich, dass ich diese Situation schon mal vergessen habe!«

PANIKPÄDAGOGIK

Angst ist der Espresso der Neuronen – oder eher Expresso –, so schnell, wie die unter Angst feuern! Wenn Angst im Spiel ist, lernen wir schneller. Ein Sturz vom Pferd, ein Unfall oder das Verlassenwerden durch den Partner prägen sich sofort ein – durch die Verbindung von Angst und Regeln. In extremen Situationen wie bei einer Geiselnahme können in wenigen Sekunden ganze Persönlichkeiten dauerhaft verändert werden – meist leider nur zum Negativen. Soldaten lernen im Auslandseinsatz unter Todesangst, sich bei jedem Geräusch in Sicherheit zu bringen. Zurück in der Heimat sind sie ständig angespannt.

Vielleicht gibt es irgendwann Coaches, die Manager in simulierte Geiselhaft nehmen. Frühsport, Meditation, gesundes Essen, Konflikttraining – alles unter inszenierter Todesgefahr. Eine Woche später sehen wir ganz neue, strahlend gesunde Persönlichkeiten. Gut – das Stockholmsyndrom muss hinterher wieder wegtrainiert werden. Leider gab es diese Art der Therapie schon mal. Bei der Bundeswehr. Junge Männer wurden ihren Familien entrissen und unter großem Stress und viel Angst gedrillt. Man erkennt sie noch heute an tadellosen Kleiderschränken, immer gemachten Betten und Ordnung im Haus und im Leben. Leider wurde ihnen auch beigebracht, sehr viel Bier zu trinken, was die meisten danach auch nicht wieder abgelegt haben. Sehr aktuell das Thema, und es sieht so aus, als hätte man aus der Vergangenheit nicht viel gelernt.

Ist euch schon die Idee gekommen, warum man in unterschiedlichen Bereichen Regeln nicht aufschreibt und veröffentlicht? Selbstverständlich mit jährlichen Updates – die Welt verändert sich schließlich. Versuche gab es immer wieder: Die Kirche hat nicht nur zehn Gebote, sondern auch jede Menge anderer Regeln, wie man sich in einer Gemeinschaft zu verhalten hat, herausgegeben. Mit dem Rückgang der kirchlichen Regeln sprang der

Gesetzgeber ein. Nur das sind externe Regeln, die die mangelnden inneren ersetzen sollen. Die Leute sehen sich durch Strafe gezwungen, sich daran zu halten, aber nicht aus innerer Überzeugung. Auf dem Dorf meiner Kindheit wurde sich geprügelt, aber wenn einer am Boden lag, war die Sache vorbei. Das musste kein Gesetzgeber vorschreiben. Auch Türen wurden kaum abgeschlossen; Diebstahl führte zu sozialem Ausschluss. Mit zunehmender Anonymität ändert sich das: Bringt man in ein Dorf von 2000 Menschen 500 Menschen hinein, die nach ganz anderen Regeln leben, vermischen sich die Regeln oder finden sich am kleinsten gemeinsamen Nenner wieder.

Wenn Regeln also nicht unterrichtet werden, nicht mehr von der Kirche kommen oder durch sozialen Druck vermittelt werden – wo soll man sie denn lernen? Spätestens in der Therapie – aber da ist das Kind bereits in den Brunnen gefallen. Geht das nicht früher? Wir könnten beispielsweise Reels auf Instagram und TikTok machen. Durch Wiederholung prägt sich das ein. Genau wie Werbejingles, die jeder mitsingen kann. Damit könnte man vielleicht ganze Generationen wieder auf Spur bringen.

Würde ein Sechsjähriger in der Schule in »Werte und Normen« einfache soziale Regeln lernen, könnte er im Leben darauf aufbauen. Wie wirke ich attraktiv? Wie werde ich selbstbewusst? Wie äußere ich Wünsche und wie beende ich einen Streit? Kindern würde in einem solchen Schulfach möglicherweise auffallen, dass es nicht selbstverständlich ist, bei Widerworten eine Ohrfeige zu kassieren. Sie würden früh Unterschiede zwischen gesunder Konfliktbewältigung und destruktiven Praktiken erkennen und daraus ein solides Rüstzeug für das ganze Leben mitnehmen.

WENN REGELN ANEINANDERREMPELN

Die Summe der Regeln ist ein wichtiger Teil unserer Persönlichkeit. Dennoch müssen sich Regeln noch gegen die anderen Parteien durchsetzen. Wäre es nicht so, bräuchten wir unseren Kindern nur beizubringen, keinen Alkohol zu trinken, und könnten uns ruhig zurücklehnen. Arbeit getan, Erziehungsauftrag erledigt. Leider kommen jetzt die anderen Entscheider. Die Gefühle finden Alkohol toll und das Belohnungssystem großartig. Außerdem ist der Konformitätsdruck nicht ohne. Als Erwachsener hat man es auf Partys als Nichttrinker nicht leicht – aber als Jugendlicher?

Die Regeln eines anderen Menschen zu verstehen, heißt ihn zu verstehen. Die eigenen Regeln auf andere zu übertragen, sorgt für Unverständnis. Wie können türkische Frauen sich nur von den Männern zu Hause einsperren lassen? Wie können deutsche Frauen nur ihre Kinder im Stich lassen, um arbeiten zu gehen? Jeder beurteilt den anderen aus seiner eigenen Perspektive. Je mehr gemeinsame Regeln es gibt, desto verbundener fühlt man sich. In der Familie gibt es mehr Übereinstimmung als mit den Nachbarn. Gemeinsam aber steht man in Konkurrenz zum Nachbardorf, schon auch wegen deren anderem Dialekt. Beide Dörfer halten aber jederzeit gegen die nähere Stadt zusammen, auch wenn man wiederum deren Fußballverein gegen den jeder anderen Stadt unterstützt.

BREMSKLOTZ SCHWEINEHUND

Was hindert uns daran, gute Regeln zu lernen und schnell unser Leben zu verbessern? Klingt doch sinnvoll. Aber es gibt auch die Widerstandskoalition, alle Parteien in unserem Kopf, die gegen eine neue Regel sind. Menschen mit geringem Widerstand lernen schneller, können aber auch schnell wieder verlernen. Menschen mit starkem Widerstand sagen eher Sachen wie: »Veggieday? Das haben wir ja noch nie gemacht, da könnte ja jeder kommen!« Stellt zehn Leute in einer Reihe auf und befehlt ihnen, sich nach rechts zu drehen. Vier werden die Anweisung korrekt ausführen. Das sind die schnellen Lerner mit geringem Widerstand. Drei drehen sich nach links. Die haben einen starken Widerstand und sind auf dem Tennisplatz diejenigen, die dem Trainer erst mal erklären, dass ihre Art den Schläger zu halten die bessere ist. Zwei bewegen sich nicht, weil sie unentschlossen sind, und einer hat die Frage nicht verstanden. Den gibt es immer.

Wir bräuchten die Fähigkeit, uns schnell zum Guten und langsam zum Schlechten verändern zu können. So funktioniert das nur nicht. Haben wir mit Anweisungen in der Vergangenheit gute oder schlechte Erfahrungen gemacht, wird dies auch wieder als Regel abgespeichert. Die meisten haben in der Kindheit sehr viele Aufforderungen bekommen, die alle sehr wenig mit ihren eigenen Interessen zu tun hatten. Daher empfinden sie Einflussnahme von außen als negativ und blocken schon bei den Worten: »Du solltest …« ab. Geht mir auch so. Die beste Ehefrau von allen lacht sich tot, wenn im Fitnessstudio eine Trainerin zu mir kommt: »Kann ich dir mal einen guten Tipp geben?« Ich sage aus Reflex sofort: »Auf gar keinen Fall!« Da verschränken selbst die Neuronen die Arme: Nicht schon wieder Veränderung! Ungefragte Ratschläge sind deshalb so unwillkommen, weil jeder Tipp auch eine Beziehungsaussage enthält: Ich bin schlau, und du bist dumm. Das ist das Geheimnis, warum Therapeuten nie klare Aussagen treffen, sondern ihre Patienten immer ermutigen, selbst auf Lösungen zu kommen.

Wie kommt es aber zu Veränderungen, wenn wir alle einen Widerstand dagegen haben? Wir müssen dafür sorgen, dass der Antrieb größer als der Widerstand ist. Die Summe der Entscheider für eine Veränderung muss größer sein als die Widerstandskoalition.

Im Mittelalter musste man durch die Wüste reisen und einen Berg erklimmen, um einem Einsiedler eine einzige Frage stellen zu dürfen. Die Antwort auf diese Frage wurde wie ein Schatz gehütet und hat das ganze Leben verändert. Es war die eigene Entscheidung, diese Antwort von genau diesem Einsiedler einzuholen. Und je schwieriger etwas zu bekommen ist, desto wertvoller ist es. Es macht einen riesigen Unterschied, ob jemand sechs Monate auf einen Termin warten muss und diesen auch noch selbst bezahlen muss. Oder ob ich ihm das Gleiche ungefragt beim Bier in der Kneipe erzähle. Deswegen nehmen meine Freunde wenig von dem ernst, was ich sage.

In Südkorea können nur die besten Schüler auf weiterführende Schulen gehen. Daher geben sie alles für diese Chance und schätzen sich überglücklich, wenn es klappt. In Deutschland dagegen, wo die Sache eine Zwangsveranstaltung ist, herrscht die Überzeugung »Schule ist lästig« und löst eine Menge inneren Widerstand aus. In der Therapie ist der Umgang mit Widerständen sehr wichtig, weil sonst kein Lernprozess in Gang kommen kann. Sympathie ist übrigens beim Therapeuten genauso wichtig wie beim Mathelehrer. Freiwilligkeit ist oberstes Gebot – Schickungen funktionieren nie. »Warum ich hier bin? Müssen Sie meine Frau fragen!«

Ebenso wichtig ist Authentizität. Ich bin kein Freund der therapeutischen Abstinenz. Der Patient will in einem geschützten Rahmen für das echte soziale Leben üben. Verhalten wir uns nicht echt, kann dieses Ziel nicht erreicht werden. »Wohin fahren Sie in Urlaub?« »Nach Bayern, und Sie?« »Das geht Sie nichts an, hier geht es nur um Sie!« So bekommen Therapeuten das beigebracht. Hat auch seine Gründe, weil es natürlich nicht um die Person des Therapeuten gehen soll. Aber ist das sympathisch oder vertrauensvoll? Ist das die Art des Kontakts, der uns optimal auf eine soziale Interaktion im Leben vorbereitet?

ERBSTÜCKE IM KOPF

Jetzt kommen wir gleich zu den zwei Teilen der Partei Regeln: Lernen am Modell – oder Lernen durch Erfahrung. Lernen am Modell beinhaltet alles, was uns unsere Eltern vorgemacht haben. Und die haben es sich zuvor von ihren Eltern abgeschaut. Und schon ziehen sich Kriegstraumata, Leistungsdenken, Überzeugungen über richtig und falsch durch Generationen. Diese reflexhaften Regeln unserer Eltern sind oft 100 Jahre alt und alleine dadurch schon veraltet. Daran festzuhalten, entfernt uns in jeder Generation mehr von einem erfolgreichen Leben. Kein Wunder, dass unsere Neuronen noch auf Betriebssystem 1.0 laufen – mit Bugfixes aus dem letzten Jahrhundert. Ein praktisches Beispiel ist die Kirche, egal welche. Zu irgendeinem Zeitpunkt in der Weltgeschichte muss sie wohl sehr gut die Bedürfnisse der Menschen angesprochen haben. Menschen fühlten sich schuldig – die Kirche hat ihnen die Schuld genommen. Sie hatten Angst vor dem Tod – plötzlich gab es das Versprechen ewigen Lebens, reinkarniert oder Jüngstes Gericht, mit oder ohne Jungfrauen, egal. Die Menschen wollten gerne akzeptiert und gemocht werden – schwupp, hier sind zehn Gebote, halt dich dran, dann kommst du gut mit anderen klar. Gemeinschaft und Zusammenhalt gab es als Zugabe. Weil das so großartig funktioniert hat, hat man sicherheitshalber nichts mehr dran geändert. Deswegen bete ich heute ein Glaubensbekenntnis, wo ich mich frage, wer denn »Schuldiger« sind und von welchem Stamm Jesus ein »Eingeborener« war, und singe Lieder aus einem Gesangsbuch, wo ich jedes zweite Wort noch nie gehört habe. Da geht es der Kirche wie Nokia. Die zögerten auch, sich zu verändern, und machten deswegen alles falsch.

Je älter und erfahrener wir werden, desto mehr anerzogene Regeln ersetzen wir durch eigene Regeln. Hoffentlich. Wer unsere Mechanismen kennt, kann jede unserer Entscheidungen vorhersagen. Welche interne Regel habe ich etwa, wenn man mich zu etwas auffordert? Erfülle ich den Wunsch? Oder mache ich aus Prinzip das Gegenteil? Welche Regeln habe ich zum Thema Streit gelernt? Kann ich durch Perfektion Ärger vermeiden – oder bekomme ich Ärger, weil ich niemals etwas fertigbringe? Und wie um Himmels willen bringe ich Menschen dazu, mich zu lieben? Wenn ich diese Dinge nicht beigebracht bekommen habe, muss ich herumprobieren. Habe ich dabei Erfolg – und sei es durch Zufall –, bleibe ich dabei. Meist für immer.

Die Partnersuche ist ein wunderbares Beispiel und auch deshalb noch so präsent, weil wir hier keine anerzogenen Regeln haben, die wir durch eigene ersetzen müssen. Denn Eltern versuchen ja eher, dieses Thema zu vermeiden. Keiner von uns hatte damals den Hauch einer Ahnung und versuchte stattdessen, sich etwas von den erfolgreicheren Jungs und Mädchen aus der gleichen Klasse abzuschauen. Damals glaubte ich noch, man bräuchte dafür nur *den einen* Spruch, der immer wirkt. Aus dieser Illusion aufzuwachen, gehört ebenso zu den Lernprozessen im Leben.

ECHOS AUS DEM KINDERZIMMER

Kennen wir unsere Regeln, wissen wir, warum wir immer auf die gleiche Weise handeln. Dann haben wir wenigstens einen Ansatz zur Veränderung. Wissen wir es nicht, sind wir verloren. Behindern uns andere Menschen, können wir gegen die kämpfen. Werden wir von unseren eigenen Regeln behindert, merken wir das oft nicht. Wir sind nicht frei in unseren Entscheidungen, weil es eine Regel aus der Kindheit gibt, die uns Befehle gibt. Wie eine Fernsteuerung aus der Vergangenheit. Das Ziel einer jeden Therapie ist die Wiedererlangung persönlicher Freiheit in der Entscheidungsfindung: die Beeinflussung von veralteten Regeln erkennen und auf den neuesten Stand bringen. Macht keinen Spaß, befreit aber. Keine Regel ist schlecht. Zu ihrer Zeit waren sie alle notwendig. Aber die Zeiten ändern sich.

Manchmal möchten sich Patienten lieber mit den Verursachern von Regeln als mit der Regel selbst beschäftigen. Mit den Eltern, mit dem Grundschullehrer oder mit dem alten Golflehrer, der einem alles falsch beigebracht hat. Nützt nur nichts. Manchmal verschafft es emotionale Befreiung, sich mit seinen Eltern auseinanderzusetzen. Aber wenn die es damals schon nicht verstanden haben, werden sie es heute auch nicht verstehen. Noch schlimmer ist es, wenn sie es heute verstehen und alles bereuen. Dann muss man denen am Ende auch noch verzeihen – und wo bleiben wir dann mit unserer Wut?

Es ist wichtig für das eigene Verständnis, wenn man weiß, warum man Angst vor Konflikten hat, Angst vor dem Verlassenwerden, niemandem trauen kann, alles alleine machen möchte oder bis zum Umfallen arbeitet. Man kann sich leichter von Eigenschaften trennen, wenn einem klar ist, dass es nie die eigenen Eigenschaften waren. Aber trennen muss man sich. Oder zumindest seine Verhaltensweisen updaten, also auf ein erwachsenes Niveau bringen. Ein Patient hat es ziemlich genau getroffen, als er sagte: »Ich bin ja gerne großzügig. Also gebe ich weiterhin gerne die erste Runde aus. Aber nicht auch noch die zweite!«

Früher galt alles, was nicht direkt dem Verstand entsprang, als unbewusst. Ich denke, dass die wenigsten Handlungen dem Verstand entspringen, weil er so viel schwächer ist als alle anderen. Und dann haben die Menschen noch viele Möglichkeiten erfunden, um ihn weiter zu schwächen. Bier zum Beispiel …

So bleibt es in der Verantwortung jedes Einzelnen, Ordnung in seine Entscheidungen zu bringen. Und sie aktuell zu halten. Auch wenn ich in der Kindheit Mohrenkopf gesagt habe, ist das heute nicht mehr in Ordnung. Möglicherweise wird es in 20 Jahren wieder möglich sein, Entwicklungen verlaufen wellenförmig. Der Widerstand möchte mich vor Veränderungen meiner Persönlichkeit bewahren, daher sträube ich mich dagegen, Schaumkuss zu sagen. Aber wird es dadurch besser? Dürfte ich ein verletzendes Wort benutzen, nur weil ich es früher verwendet habe? Eher nicht.

Ordnung in den Entscheidungen bedeutet, sich über seine eigenen Schwächen und Fehler im Klaren zu sein – und daran zu arbeiten. Habe ich ein Aggressionsproblem im Entscheider Gefühl? Dann verändere ich das. Und wenn ich es nicht alleine kann, dann mithilfe von Therapie.

WIE WIR UNSERE FEHLER PERFEKTIONIEREN

Es gibt zwei einfache, aber entscheidende Sätze, die immer für Regeln gelten. Erstens: Wir können nur die Regeln üben, die wir haben. Egal, wie schlecht eine Regel ist – wir setzen sie ein, und mit jeder Wiederholung wird sie stabiler. Zweitens: Jede Regel verstärkt sich selbst. Ganz gleich, wie merkwürdig sie ist – beim nächsten Mal greifen wir wieder darauf zurück.

Das lässt sich besonders gut am Umgang mit Konflikten beobachten. Wer eine Vermeidungsstrategie verfolgt, also dem Streit aus dem Weg geht, spürt sofort Erleichterung, die Angst verschwindet, und dieses gute Gefühl bestärkt die Regel: »Beim nächsten Mal weiche ich wieder aus.« Wer dagegen zur Konfrontation neigt und ein Problem aktiv löst, erlebt ebenfalls ein positives Gefühl – und verstärkt damit die Regel, Konflikte anzugehen. Auch im Alltag zeigt sich dieser Mechanismus: Sage ich eine Party ab und mache es mir zu Hause gemütlich, wird die Regel gestärkt, schwierigen Situationen lieber aus dem Weg zu gehen. Gehe ich aber trotzdem hin, wächst die Regel, zugesagte Termine einzuhalten. Oder stellt euch vor, ihr seid seit zehn Jahren Bürgergeldempfänger – zehn Jahre, in denen ihr jeden Tag neue Regeln festigt: wann ihr aufsteht, wie ihr euren Tag gestaltet, wie ihr Entscheidungen für euch selbst trefft. Jeden Tag das Gegenteil dessen, was im Berufsalltag verlangt wird. Über Jahre! Ich tue mich manchmal schon nach zwei Wochen Sommerurlaub schwer, in den Berufsalltag zurückzukommen. Daher glaube ich nicht, dass eine Rückkehr an den Arbeitsplatz über Geld zu regeln ist. Wichtiger wäre es zu verhindern, dass die Betroffenen aus den Regeln des Arbeitslebens herausfallen.

Wenn wir unsere Regeln nicht aktiv hinterfragen, werden sie schnell zu einer Einbahnstraße. Wir bleiben in unseren Mustern gefangen und wiederholen sie, ganz gleich, ob sie uns helfen oder schaden.

KAMPF, FLUCHT ODER SOFA

Es gibt Regeln, die älter sind als jedes Denken – Überlebensprogramme, die schon liefen, bevor wir laufen konnten. Immer werden sie in einer bestimmten Reihenfolge angelegt – ein Überlebenskonzept, das sich im Lauf der Evolution bewährt hat. Zuerst suchen wir nach einer kämpferischen Lösung, dann nach einer ausweichenden durch Flucht. Nur wenn beides nicht möglich ist, reagieren wir mit Erstarren. Wir fangen immer erst einmal mit Kampf an: Jedes Kind wird auf Frustration also zunächst mit Wut reagieren. Wenn es mit Kampf nicht weiterkommt, will es aus der Situation fliehen. Weil das für ein Kind schwierig ist, erduldet es seine Lage. Gilt für Erwachsene genauso. In Beziehungen bedeutet das: Zuerst streiten wir, wenn das nicht weiterhilft, greifen wir zur Flucht – Ausziehen, Trennung, Scheidung. Wenn wir nicht fliehen können – wegen der Kinder, dem Haus oder der Finanzen –, erstarren wir. Wir ziehen uns innerlich zurück, schalten ab und ignorieren die Probleme.

Diese innere Flucht passiert häufiger, als man denkt. Kinder mit drei Jahren können schlecht gegen ihre Eltern kämpfen – und wohin sollten sie fliehen? Manche Knirpse packen schon mal ihre Sachen, aber spätestens auf dem Spielplatz wissen sie dann nicht weiter. In der Schule wiederholt sich diese Erfahrung.

Gegen den Lehrer kämpfen? Meistens aussichtslos. Fliehen und Schule schwänzen? Zwar beliebt, wird aber bestraft. Bleibt nur die Flucht nach innen, wie das Tagträumen in der Stunde. Fragt mich mal, wie gut meine Führerscheinprüfung mit dem Mechanismus Erstarren geklappt hat.

Wir finden dieses Freeze-Phänomen besonders häufig bei Menschen, die frühe traumatische Erfahrungen gemacht haben und dort nicht mit Flucht oder Kampf reagieren konnten. Und mit jeder Wiederholung wird diese innere Flucht trainiert und perfektioniert, wie bei jeder anderen Regel. Daher ist Therapie mit 70-Jährigen schwieriger als mit 18-Jährigen.

Menschen, die die Ärmel hochkrempeln, um Probleme aus dem Weg zu räumen, werden manchmal als »Sonnenkinder« bezeichnet, während »Schattenkinder« eher vor ihren Problemen fliehen. Grundsätzlich sollten wir aber nicht versuchen, Menschen das Kämpfen beizubringen, sondern einen Überblick über die Lösungsmöglichkeiten zu finden. Aber wann könnte denn eine innere Flucht die beste Lösung sein? Auf dem Zahnarztstuhl zum Beispiel. Oder bei meinem Patienten Max, der seine Arbeit nur schwer erträgt. Er hat toxische Kollegen, schwierige Kunden, die ihn regelmäßig bedrohen, und null Unterstützung von seinen Vorgesetzten. Trotzdem bleibt er Hauptschullehrer; die Bezahlung ist gut, und später bekommt er eine Pension, von der Rentner nur träumen können. Also erträgt er die Lage und verbringt so viel Zeit wie möglich auf dem Golfplatz.

Kurz & knapp

Alle Erfahrungen werden als Regel abgespeichert. Manchmal nur provisorisch, dann darf man das gerne noch mal lernen. Manchmal müssen wir Erfahrungen gar nicht selbst machen. Wir lernen Regeln von Eltern, Lehrern oder sogar Flöhen im Glas. Schlechte Erfahrungen werden genauso zu Regeln wie gute – vor allem, wenn Angst im Spiel ist. Alte Regeln tarnen sich als Familienmotto, kleben wie Sekundenkleber und blockieren Veränderungen, auch wenn das Leben längst weitergezogen ist. Der Name unserer Widerstandspartei ist übrigens die »Koalition der Schweinehunde«. Psychotherapie heißt: die Fernbedienung zurückholen, Regeln prüfen, erneuern oder entsorgen. Denn Regeln verändern sich weniger durch Wissen, sondern durch Übung. Also nach der Therapiestunde das Erfahrene im Alltag anwenden – sonst regeln die Regeln uns.

Die Lieblingsfallen des Gehirns

In diesem Kapitel geht es um die beliebtesten Stolpersteine unseres Denkens – Regeln, die uns täglich begleiten, oft ohne dass wir es merken. Sie heißen Konflikt, Leistung, Selbstbewusstsein, Selbstständigkeit, Beziehung und Mangel. Jeder von uns steckt irgendwo mittendrin. Wir schauen uns diese typischen Alltagsregeln an, wie sie entstehen, warum sie uns das Leben manchmal unnötig schwer machen – und wie man sie mit ein bisschen Übung austricksen kann. Manche erkennt man sofort, andere erwischt man erst, wenn man schon wieder mit beiden Beinen drinsteht.

Konflikt

Wir starten mit der Regel Konflikt, weil sie bei den meisten Menschen … nun ja, ausbaufähig ist. Die ersten Gehversuche im Streiten finden meist in einem wenig hilfreichen Umfeld statt. Ein Kind, das schreit, um seine Wünsche durchzusetzen, wird heute vielleicht abgelenkt. Vor 20 Jahren landete es auf der »stillen Treppe«. Und vor 40 bekam es eine Ohrfeige – »damit es wenigstens einen Grund zum Weinen hat«.

Was passiert mit einem Kind, das immer wieder ignoriert wird? Wie oft sitzt es auf der stillen Treppe, bis es aufhört, eigene Wünsche zu äußern? Wie oft wird es geschlagen, bis es den konditionierten Reflex entwickelt: Eigene Wünsche tun weh. Und mit genau dieser Konfliktstrategie geht das Kind dann in seine erste Beziehung.

Man könnte meinen, dass Kinder, die von ihren Eltern nie bestraft werden und »alles bekommen«, später besser mit Konflikten umgehen können. Doch das Gegenteil ist der Fall: Sie lernen dabei nie, dass ihre Wünsche nicht immer erfüllt werden, und haben später Schwierigkeiten, Frustrationen auszuhalten. Eltern hingegen, die alles richtig machen wollen und schon mit ihrem dreijährigen Kind über Interessen und Kompromisse diskutieren, stoßen häufig an Grenzen – das Kind schreit: »Will trotzdem!«, weil es den Sinn eines Diskurses noch nicht begreift. Kinder können nicht mit perfekten Erwachsenenregeln ins Leben starten – sie brauchen altersgerechte Regeln, die ihrem Entwicklungsstand entsprechen.

Wie könnte eine gesunde Konfliktregel aussehen? Der Erwachsene erklärt dem Kind, warum er eine Entscheidung trifft, wie weit er auf das Kind eingehen kann und dass er die Verantwortung trägt. Und das Kind versteht, dass nicht alle Wünsche erfüllt werden, ohne Angst davor zu entwickeln, eigene Wünsche zu äußern. Dieses Vorgehen bereitet das Kind besser auf Hierarchien vor – sei es in der Schule, im Beruf oder, sagen wir, beim Militär. Es wird sich an Systeme gewöhnen, Argumente finden und Konflikte lösen können, ohne in Panik zu geraten. Aber machen wir uns nichts vor: Die perfekte Kindheit gibt es nicht. Frustrationen lassen sich kaum vermeiden. Die Aufgabe von Kindern ist es, ihre Regeln zu optimieren, wenn sie älter werden.

Eine fehlerhafte Konfliktregel kann sich massiv auf unser Berufs- und Privatleben auswirken. Beispiele dafür gibt es genug: Wir haben Angst, eigene Wünsche zu äußern. Wir kommen zwar gut in Beziehungen, können uns aber nicht trennen. Wir werden wütend, wenn jemand uns infrage stellt oder Kritik äußert. Wir vermeiden unangenehme Aufgaben: Briefe bleiben ungeöffnet, Kunden werden nicht angerufen, der Chef wird gemieden. All diese Verhaltensweisen zeigen, dass die Konfliktregel optimiert werden muss. Konflikte betreffen nicht nur einzelne Lebensbereiche, sondern können die gesamte Lebensqualität beeinflussen – im Job, in der Familie und in Beziehungen.

Kurz & knapp

Erfolgreich Konflikte zu führen ist entscheidend für beruflichen und privaten Erfolg. Und dennoch ist kaum eine Regel schwerer zu erlernen.

- Wer nie »Nein« gehört hat, fällt beim ersten Widerstand aus allen Wolken.
- Wer nur »Nein« gehört hat, denkt: Wünsche sind gefährlich.
- Mit leichten, altersgerechten Regeln anfangen, aber bitte nicht so enden. Wie mein 65-jähriger Patient, der beim Frühstück auf der Terrasse von der 85-jährigen Mutter an die Hand genommen wird, beide zum Nachbarn gehen, der grade Rasen mäht, und die Mutter sagt: »So, Karl, jetzt sag man anständig guten Tag, wie du es gelernt hast!«. Einen Tag später war er bei mir und wusste, es muss sich etwas ändern.

Leistung

Leistung ist eines dieser Wörter, das nach Fleiß klingt, aber oft nach Erschöpfung riecht. Kaum ein Regelbereich ist so tief in unsere Kultur eingebrannt – und kaum einer bringt uns so zuverlässig an den Rand des Burnouts. In diesem Kapitel geht es um das Verhältnis von Arbeit und Regeneration. Eine fehlerhafte Regel in diesem Bereich kann uns buchstäblich ausbrennen lassen – psychisch, körperlich und manchmal auch menschlich.

Ich bin in einer Welt aufgewachsen, in der Arbeit nicht nur notwendig, sondern das entscheidende Merkmal eines guten Menschen war. Ebenso galt Geldverdienen als ein selbstverständlicher Teil des Lebens. Das durfte aber nicht übertrieben werden, um sich moralisch nicht verdächtig zu machen. Eher ging ein Kamel durchs Nadelöhr, als dass ein Reicher ins Himmelreich kam – diese Haltung aus dem 19. Jahrhundert galt immer noch – nur mit neuen Regeln kombiniert.

Daraus ergibt sich ein Dilemma: Wer viel verdient oder auffällt, erntet Neid; wer wenig hat, Geringschätzigkeit oder Spott. Viele Menschen orientieren sich deshalb an unauffälligen Mittelwegen. So fuhren Vertriebsmitarbeiter jahrzehntelang Passat – ein solides Auto, das weder zu billig war noch Neid auslöste. Der sagenhafte Erfolg dieses Autos basierte genau auf dieser Eigenschaft.

In den Generationen wurde das Thema Leistung sehr unterschiedlich bewertet:

Die Boomer waren überzeugt, dass man mit genügend Einsatz – auch auf Kosten der eigenen Gesundheit – alles erreichen könne. Urlaub und Erholung waren ins Rentenalter verschoben. Das funktionierte damals tatsächlich recht gut. Mangels moderner Medien gab es noch keine ständige Verdichtung der Arbeit, und so konnten sie erstaunlich viel leisten. Doch sie zahlten einen hohen Preis. Statt Therapie gab es Alkohol und Zigaretten, und im Schnitt blieben ihnen nach Renteneintritt nur sechs Jahre – die Hälfte davon geprägt von Krankheiten. Ist ihnen aber irgendwie nie aufgefallen.

Generation X, also meine Generation, wurde mit den Werten der Boomer großgezogen. In den Neunzigerjahren steigerte sich das Ganze zum sogenannten Traumjobwahn. Wer sich bedingungslos einer Sache verschrieb und sich selbst völlig verausgabte, konnte angeblich alles erreichen. Im Umkehrschluss hieß das: Wer scheiterte, hatte sich nicht genug angestrengt. Diese Mentalität, kombiniert mit den neuen Medien, brachte eine neue Diagnose hervor: Burnout. Für viele war das zunächst nur eine Ausrede für Faulheit – bis sie selbst betroffen waren.

Generation Y, die Millennials, begann, an diesem System zu zweifeln. Sie forderten Work-Life-Balance und suchten Sinn in ihrer Arbeit. Gleichzeitig waren sie durch Technik viel stärker belastet. Wo ihre Eltern noch Briefe verschickten und nach einer Woche Antwort bekamen, erhalten Millennials in Minuten eine E-Mail und stehen sofort unter Druck, zu reagieren. Ruhe nach Feierabend gibt es seit dem Firmenhandy kaum mehr – während ein Boomer um 18 Uhr aus dem Büro gegangen ist und nicht mehr zu erreichen war. Auch der Traumjob entpuppt sich als überraschend anstrengend.

Generation Z schließlich geht noch weiter: Sie wollen nicht bis zur Rente warten, sondern sofort ein gutes Leben führen. Vielleicht haben sie das mit dem demografischen Wandel nüchterner durchgerechnet: Der Köder der goldenen Rentenjahre lockt nicht mehr. Sie haben keine finanzielle Zukunft und auch keine ökologische. Sie leben in globalen Krisen, wirtschaftlich, gesundheitlich und kriegerisch. Gleichzeitig sind sie früh starkem Stress ausgesetzt, etwa durch ein schwaches Bildungssystem. Doch anders als die Bommer sind sie wenigstens offen für Therapie.

Regeneration in der Generation meiner Eltern fand nur als Statussymbol statt: Wer es sich leisten konnte, machte Urlaub in Italien. Doch innerhalb der Familie war Erholung verpönt. Wer beim Ausruhen erwischt wurde, wurde bestraft. Meine Schwester, die an Migräne litt, musste sich gelegentlich nach der Schule hinlegen. Doch sicherheitshalber hatte sie dabei immer einen Staubwedel in der Hand, falls jemand zur Tür hereinkam. Unser Familienmotto hätte man direkt über die Haustür hängen können: »Wenn du dir keine Arbeit suchst, suche ich dir eine!«

Diese leistungsbezogenen Regeln tragen viele Menschen bis heute mit sich herum. In der Therapie sehe ich oft Patienten, die trotz Burnout oder Depression nicht in der Lage sind, sich zu regenerieren. Das typische Dilemma besteht darin, sich entweder auszuruhen und sich dabei schlecht und nutzlos zu fühlen. Oder trotz Krankschreibung zu arbeiten und sich dadurch erfüllt, aber überlastet zu fühlen. Burnout oder Depression – dazwischen ist grad mal genug Platz für einen AU-Schein.

Auch wenn die Schlüsselmomente der Kindheit nicht immer bewusst sind, lassen sich die Regeln an ihren Auswirkungen ablesen: Wer unruhig wird, wenn er sich ausruht, hat gelernt, dass Regeneration »gefährlich« ist.

Wann solltet ihr eure Regeln hinterfragen? Wenn ihr mehr arbeitet, als gut für euch ist, wenn ihr Ausruhen nicht ertragen könnt, wenn ihr alles perfekt machen müsst oder dreimal am Tag staubsaugt – dann ist es höchste Zeit, eure Leistungsregeln zu überprüfen. Besonders dann, wenn die Kosten irgendwann den Nutzen übersteigen. Regeneration ist kein Luxus, sondern eine Notwendigkeit – und alle Regeln, die dies verhindern, sollten dringend verändert werden.

Kurz & knapp

Unser Leben ist kein 100-Meter-Lauf, sondern ein Marathon. Wir müssen lernen, nur so viel zu arbeiten, wie wir auch an Kraft regenerieren. Durch moderne Medien können wir heute viel mehr arbeiten. Aber wenn wir nicht in gleichem Maße die Regeneration erhöhen, bleiben wir auf der Strecke.

- Arbeit kann beflügeln – oder komplett lahmlegen.
- Der Mittelweg hieß früher: »Ich fahr Passat.«
- Wer Burnout sagt, meint oft: »Ich hab zu lange nach alten Regeln geschuftet.«

Selbstbewusstsein ist ein seltsames Konstrukt – alle wollen es haben, aber keiner weiß so genau, wo man es bekommt. Der Regelbereich Selbstbewusstsein und Anerkennung bereitet vielen Menschen Schwierigkeiten – und manchmal gleich eine handfeste Krise. Wie immer starten wir mit den Regeln unserer Eltern – und enden hoffentlich irgendwann mit unseren eigenen.

Ein Kind malt ein Bild und zeigt es seiner Mutter. Diese gibt eine Rückmeldung: schön – oder nicht so schön. Weil eine einzelne Beobachtung noch keine Regel macht, malt das Kind weitere Bilder. Bleiben die Rückmeldungen konstant, kann das Kind eine Regel bilden. Positive Rückmeldungen: »Ich kann gut malen!« Negative Rückmeldungen: »Malen ist wohl nicht mein Ding.«

Das Prinzip ist simpel: Nach zehn Mathearbeiten mit der Note fünf weiß man irgendwann, dass Mathe vielleicht nicht das richtige Leistungsfach ist. Selbstbewusstsein bedeutet also, ein realistisches Gefühl für die eigenen Fähigkeiten zu haben. Es heißt nicht, dass man auf diese Fähigkeiten stolz sein muss – aber man weiß, wo man steht.

Schwierig wird es, wenn Eltern falsche Rückmeldungen geben. Manche kritisieren übermäßig streng – angeblich um »anzuspornen«. Oder schlicht, weil sie ihr Kind nicht mögen (ja, das gibt es). Das Kind entwickelt dann ein negatives Selbstbild, das kaum korrigierbar ist. Und wer als Kind ständig hört: »Pass auf, dass du nicht zu dick wirst«, wird sich später auch mit Normalgewicht so fühlen und unglücklich darüber sein.

Das Gegenteil ist leider kaum besser: Wenn Eltern ihr Kind übermäßig loben, entsteht ein Selbstbewusstsein, das mit den tatsächlichen Fähigkeiten nicht übereinstimmt. Und dann stehen diese Menschen bei DSDS auf der Bühne, und Dieter Bohlen fragt:

»Was machst du hier?« Die Antwort: »Mein Papa sagt, ich singe super!« In diesem Fall entsteht zwar ein stabiles Selbstbewusstsein – aber eines, das mit der Realität nichts zu tun hat.

Wirklich problematisch wird es, wenn ein Kind widersprüchliche Rückmeldungen erhält. Mal wird seine Zeichnung überschwänglich gelobt, mal kaum beachtet, mal grundlos kritisiert. So entsteht kein verlässliches Muster, an dem es sich orientieren kann. Inkonstanz erzeugt Unsicherheit. Erwachsene mit solchen frühen Erfahrungen sind später oft abhängig von Lob und Anerkennung – sie zweifeln dauerhaft an den eigenen Fähigkeiten und brauchen ständig Bestätigung.

Kurz & knapp

Wir bauen uns aus Rückmeldungen von andern ein Bewusstsein über unsere Eigenschaften. Wenn dieser Prozess erfolgreich abgeschlossen ist, brauchen wir keine fremden Meinungen mehr. Wenn ihr das Gefühl habt, dass ihr euch über die Augen von anderen definiert, erarbeitet euch eigene Werte, z. B. in einer Therapie.

- Wer eigene Wünsche nicht äußern darf, lernt später mit Magenschmerzen zu leben.
- Wer ständig als »zu dick« gilt, wird das auch mit Size Zero noch glauben.
- Selbstbewusstsein heißt: Ich weiß, wo ich stehe – nicht: Ich finde mich immer toll.

Leider kann man nicht alle Wünsche von Kindern erfüllen. Eltern müssen lernen, wie weit sie der Selbstständigkeit und Unabhängigkeit ihrer Sprösslinge nachgeben können. Mein dreijähriger Sohn bestand darauf, allein die Treppe herunterzugehen, obwohl er noch wackelig auf den Beinen war, oder selbst die Suppe zu schöpfen, obwohl der Teller jedes Mal überschwappte. Zum Schutz des Kindes ist es wichtig, seinen Drang nach Autonomie zu lenken. In normalem Maße ist das kein Problem, denn auch Kompromissbildung und Unterordnung müssen gelernt werden.

Der Grat zwischen zu viel und zu wenig Selbstständigkeit ist schmal. Haben die Kinder zu wenig davon, lernen sie, dass ihr Handeln wenig Einfluss hat – nicht, weil sie es nicht wollen, sondern weil sie nicht daran glauben, etwas positiv verändern zu können. Später sind sie oft abhängig von anderen, haben Angst vor Fehlern und wissen nicht, wie man mit Niederlagen umgeht.

Erlernte Hilflosigkeit nennt man das. Wir hatten bereits das Beispiel des eingesperrten Hundes mit den Stromschlägen, der irgendwann aufgibt, obwohl er längst fliehen könnte. Wie bei Kindern, die sich nicht trauen, das elterliche Haus zu verlassen. Die Tür ist auf, ein spannendes, selbstbestimmtes Leben wartet – doch sie ziehen nicht los. Entweder weil sie weiter das tun, was die Eltern sagen, und am besten gleich zu Hause wohnen bleiben. Oder weil sie sich keine Veränderungen zutrauen.

Viele Menschen behalten so den ersten Job, den sie durch Zufall finden, bis zur Rente. Ortswechsel sind undenkbar, und der erste Partner bleibt für immer. Droht Veränderung, reagieren sie mit Angst. Doch Entscheidungen zu treffen kann gelernt werden.

Und was ist mit Kindern, die zu viel Autonomie haben? Auf den ersten Blick klingt das gut, doch Extreme funktionieren selten. Kinder werden schnell überfordert, weil sie keine sicheren Grenzen erfahren und altersunangemessen viel Verantwortungen zu tragen haben. Sie verlieren den Raum, Kind zu sein. Während sie sich um sich und andere kümmern müssen, erfahren sie wenig Sicherheit und Orientierung. In Beziehungen fällt es ihnen schwer, Nähe zuzulassen oder Kompromisse zu finden, weil sie immer schon alles alleine gemacht haben und soziale Fähigkeiten oft fehlen. Einsamkeit und Isolation können die Folge sein.

Kurz & knapp

Autonomie ist wie alle anderen Themen nur ein Beispiel, um aufzuzeigen, wie das Erlernen einer einfachen Regel das ganze Leben bestimmen kann. Und wie wichtig es ist, schlechte Regeln zu erkennen und zu optimieren: eigene Entscheidungen treffen, Erfahrungen machen, sich aber helfen lassen. Schutz geben und Schutz bekommen dürfen. Schwach sein zu dürfen, wenn man es braucht, um seine Grenzen an anderer Stelle wieder verteidigen zu können. Das ist eine Kunst. Und das lernt keiner alleine.

- Die Tür ist längst offen – viele bleiben trotzdem sitzen.
- »Mach erst mal eine Ausbildung!« klingt harmlos, ist aber eine Falle. Keiner studiert mehr, wenn er sich erst an ein Gehalt gewohnt hat. Da sparen Eltern schon ordentlich.
- Wer nie eigene Entscheidungen üben durfte, bestellt später sein Leben nach der Speisekarte der Eltern.

Wer gelernt hat, auf eigenen Beinen zu laufen, fragt sich irgendwann, mit wem er gehen will. Beziehungen sind das größte Experimentierfeld des Lebens – ohne Bedienungsanleitung, ohne Garantie, aber mit jeder Menge Nachwirkungen. Meist bleibt uns nichts anderes übrig, als die Regeln selbst zu erlernen – meistens durch Versuch und Irrtum. Und wie das abläuft, wissen wir alle noch. Vergleichen wir unsere ersten Beziehungen mit späteren, erkennen wir, wie wir nach und nach automatisch begonnen haben, schlechte Regeln durch gute zu ersetzen. Oder manchmal auch nicht.

So höre ich zum Thema Beziehung und Liebe oft erstaunliche Regeln. Ein fünfzigjähriger VW-Manager erklärte mir, seine Strategie sei die Aufzählung von Besitztümern – Karriere, Auto, Haus, noch ein Auto. Auf meine Frage, wie gut das funktioniert, meint er: »Gar nicht.« Warum er es dann weiter so mache? »Weil es theoretisch klappen müsste.« Er hat gelernt: Leistung bringt Anerkennung. Klingt logisch – funktioniert aber nicht.

Ein anderer Patient macht grundsätzlich alles, was potenzielle Partnerinnen wollen. »Happy wife, happy life«. Klappt aber auch nicht. Er wirkt nett, aber nicht sexy.

Frauen passiert das genauso. »Ich bin immer für ihn da, egal, wann er anruft. Mit mir ist alles viel schöner als mit seiner Frau, und streiten tun wir uns nie. Es ist nur eine Frage der Zeit, bis er sie verlässt!« Klingt nachvollziehbar – funktioniert aber auch nicht.

Kurz & knapp

Wir können Beziehung lernen. Möglichst vor der Scheidung. Und würden viel Unglück dadurch vermeiden. Warum sollten wir ausgerechnet in einem so wichtigen Bereich auf uns selbst gestellt sein? Das kann in einer Therapie stattfinden. Aber auch Coaches und Trainer können das. Finanziell lohnt sich diese Investition auf alle Fälle. Fragt Bezos oder Gates!

- Die ersten Flirtversuche sind reiner Versuch-und-Irrtum – meistens mehr Irrtum.
- Statussymbole ziehen vielleicht im Konzern, aber nicht im Dating.
- Logik ist beim Thema Liebe so nützlich wie ein Regenschirm im Orkan.

Mangel

Und wenn wir in Beziehungen doch scheitern? Dann lernen wir Mangel kennen – und was er in uns auslöst. Mangel ist eine seltsame Sache: Alles, was wir haben, nehmen wir als selbstverständlich. Und alles, was uns fehlt, bekommt sofort Übergewicht. Der eine Tag, an dem mein Autoschlüssel nicht zu finden ist, ist für mich sehr viel bedeutender als alle anderen Tage des Jahres, wo ich ihn sofort finde. Ein Auto zu haben ist nicht so bedeutend wie plötzlich keines zu haben. Wer in der Jugend keine teuren Marken tragen durfte und deshalb Außenseiter war, kauft sich später übermäßig viele Designerstücke, obwohl er sie eigentlich nicht braucht.

Als ich mit einer Patientin über Mangelerfahrungen sprach, fiel mir mein Jungentraum eines ferngesteuerten Flugzeugs ein. Jahrelang stand es völlig alleine auf meiner Wunschliste, zu Weihnachten und zum Geburtstag. Vergeblich. Ich handelte aber mit meinem Vater einen Kompromiss aus: Wenn es mir gelänge, aus Holz ein Segelflugzeug zu basteln, würde ich damit beweisen, dass ich das Geschick hätte, mit einem Modellflugzeug umzugehen. Meine sehr schön geratene Bastelarbeit hängt heute noch im Arbeitszimmer meines Vaters unter der Decke. Das versprochene Flugzeug habe ich dennoch nicht bekommen. Im Gespräch mit der Klientin wurde mir klar, dass ich schon längst alt genug war, um mir meine Wünsche selbst zu erfüllen. Noch am selben Nachmittag hatte ich einen teuren ferngesteuerten Hubschrauber erworben. Glücklich lud ich ihn auf, ging in den Garten und drückte den Hebel ganz durch. Mit großer Geschwindigkeit erhob er sich 30 Meter in die Luft, übers Dach – außer Sicht und weg. Ich habe ihn nie wiedergesehen.

Wenn Mangelerfahrungen als Regel angelegt werden, nehmen sie eine zu starke Rolle im Leben ein. Ich hatte mal einen Patienten, der sich nach einer Therapiestunde 100 Überraschungseier gekauft hat, weil er als Kind nie eines haben durfte. Wer als Kind ständig um sein Essen kämpfen musste, wird als Erwachsener Schwierigkeiten haben, zu teilen. Jemand, dessen Grenzen ständig übertreten wurden, wird sie später besonders erbittert verteidigen. Fehlte Anerkennung, wird sie später zum Lebensziel. Und wo es an Liebe mangelte, bleibt eine Leerstelle, die ein Leben lang schmerzt.

Darum verschwenden sehr viele Erwachsene noch immer Energie, um die Liebe ihrer alten Eltern zu gewinnen, und übersehen dabei die Menschen in ihrem Leben, die sie ihnen längst schenken wollen. Ich sage dann lakonisch: Wenn ein Vater in 50 Jahren keinen Stolz auf seine Tochter empfunden hat, warum sollte er dann gerade jetzt damit anfangen?

Kurz & knapp

Mangelerfahrung prägt uns unser Leben lang. Viel besser, als darum zu trauern oder zu hoffen, dass die Eltern uns irgendwann all das geben, was wir im Leben vermissen, ist es, selbst sein Elternteil zu sein. Gebt euch, was ihr braucht. Übertreibt nicht – aber wartet nicht auf andere.

- Alles, was fehlt, wiegt tausendmal schwerer als alles, was da ist.
- Wer als Teenie modisch im Off stand, ist heute leidenschaftlicher Designerklamottensammler.
- Wer jahrelang um Liebe kämpft, übersieht die Menschen, die sie ihm längst schenken wollen.

Und was passiert nun in der Praxis?

Der praktische Umgang mit dem Parteienmodell in der Therapie würde eigentlich ein eigenes Buch füllen. Aber ein kleiner Blick in den Alltag darf nicht fehlen. In diesem Kapitel skizzieren wir, wie sich die Theorie in echten Therapiesituationen zeigt – bei Burnout, Ängsten, Perfektionismus – oder schlicht beim ganz normalen Menschsein.

BURNOUT – WENN ES PLÖTZLICH DUNKEL WIRD

Burnout ist kein Trend, sondern ein Dauerzustand. Bereits heute erleben 46 Prozent aller Deutschen ihn mindestens einmal im Leben – eine Zahl, die sonst kaum eine andere Erkrankung erreicht. Schlimmer noch ist die Anzahl von Krankheitstagen pro Jahr. Tendenz steigend. Hinter all dem steckt keine Charakterschwäche, sondern ein Systemfehler: Die Partei Kraft zieht die Notbremse, während Verstand und Regeln gleichzeitig aufs Gas treten. Da brennen die Neuronen im wahrsten Sinne erst lichterloh – und dann wird es dunkel. Hochbetrieb im Kopf, aber der Akku ist leer.

In unsere Praxis kommen sehr viele Burnoutpatienten, und jeder hat einen anderen Hintergrund. Aber das Symptom Kraftlosigkeit ist allen gemeinsam: Der Entscheider Kraft sorgt dafür, dass alle Handlungen eingestellt werden. Weil das aber nicht der einzige Entscheider ist, zwingt uns der Entscheider Verstand (»Ich brauche das Geld«) oder der Entscheider Regeln (»Kranksein gibt es nicht«), doch zur Arbeit zu gehen. Dort schaffen wir es aber oft kaum noch, ans Telefon zu gehen oder Briefe zu öffnen. Wir trauen uns vielleicht nicht einmal mehr, ins E-Mail-Fach zu schauen.

Wenn sich Menschen über ihre Erschöpfungsgrenze hinweg zwingen, passiert dasselbe wie beim Joggen: Wer weiterläuft, obwohl er am Ende ist, fällt um. Mit Schwindel, Tinnitus, Herzschmerzen oder Herzrhythmusstörungen.

Auch in der Behandlung dieser Patienten untersuchen wir zunächst mögliche körperliche Defizite und bringen den Körper mit gezielten Vitalstoffgaben wieder ins Gleichgewicht. Dadurch geht es den meisten schon sehr viel besser. Dann betrachten wir ihren Alltag und sorgen für ein besseres Verhältnis von Kraft und Regeneration, außerdem beschäftigen wir uns mit Ernährung, Bewegung, Entspannung und Zeitmanagement. Im dritten Therapieteil müssen wir darauf achten, dass eben die Parteien, die die Patienten krankgemacht haben, nicht sofort wieder dafür sorgen, dass sie zurück an die Arbeit gehen. Wenn wir diesen Teil, die Arbeit an der Persönlichkeit, schleifen lassen, werden aus den gleichen Gründen immer wieder ähnliche Dinge im Leben dieser Menschen passieren. Dann reduzieren sie möglicherweise ihre Arbeitszeit, überraschen mich aber mit der Tatsache, dass sie in eine Partei eingetreten sind, weil sie jetzt ja so viel Zeit haben und sich so nutzlos fühlen.

KOALITIONSGESPRÄCHE IM KOPF

Liegen die Gründe für ein Burnout bei der Partei Verstand, ist die Ausgangslage schwierig. Das könnte zum Beispiel der Fall sein, wenn jemand selbstständig ist und kurz vor der Insolvenz steht. Sehr rationale Gründe zwingen diese Person. Egal, welche Regeln sie hat oder was der Entscheider Kraft sagt – sie macht weiter. Weil sie keine andere Wahl hat oder die ganze Familie von ihr abhängt. Das passiert leider recht häufig in meinem therapeutischen Alltag. Als Angestellter würde man sich krankschreiben lassen, aber Selbstständige bekommen in einem solchen Fall kein Geld mehr. Da arbeitet man schon mal über seine Grenzen hinaus weiter.

Aber auch als Angestellter kann es vorkommen, dass man, etwa aus Angst vor Entlassung, weiterarbeitet. Bei einem solchen Patienten brauche ich nicht lange in der Kindheit nach erlernten Regeln für Überlastung zu suchen. Die finde ich aber möglicherweise zusätzlich. Diese Patienten sind eine Herausforderung, weil sie gesund werden müssen, während die Belastung unverändert weitergeht. Als gelte es, einen Beinbruch zu kurieren, während man weiter Fußball spielt. Diese Patienten profitieren sehr von dem körperlichen Teil der Behandlung. Und manchmal von einem Kurzurlaub mit Meditation, Yoga und Ruhe. Eine Woche kann manchmal Wunder bewirken. Die Behandlung findet dann telefonisch statt, während die Patienten aufs Meer schauen. Neulich sagte ein Patient bei dieser Gelegenheit: »Doc, ich glaube ich bin gar nicht depressiv. Ich lebe einfach nur in Deutschland!« Hat mir zu denken gegeben …

Liegt das Problem bei der Partei Gefühl, wird es ebenfalls kompliziert. Immer wieder behandle ich Beamte, die ihren Job hassen, sich aber nicht trauen, ihn aufzugeben, weil sie um ihre Pension fürchten. Eine Patientin vom Finanzamt kam über zwei Jahre zu mir – mit allenfalls mäßigem Erfolg. Irgendwann entschied sie sich gegen alle Angst, den Job aufzugeben, und stattdessen beim Steuerberater anzufangen. Jetzt ist sie nicht mehr privat versichert, verdient aber so viel mehr, dass sie die Stunden bei mir gerne privat weiter zahlt. Das ist aber kaum noch nötig, weil die Depression schlagartig besser geworden ist.

Die Partei Gewohnheit bringt die Menschen bei Burnout dazu, einfach immer in der gewohnten Überforderung weiterzumachen und sich nicht um Alternativen zu bemühen. Diese Partei hat viel mit Bequemlichkeit zu tun. Es ist erstaunlich, wie viele Patienten es sich in ihrem Elend bequem machen.

Die Partei Angst bringt fast jeden schnell in die Überforderung. Angst vor dem Chef, vor finanzieller Not, davor, die große

Viele Patienten definieren ihr Selbstwertgefühl über Leistung. Es ist natürlich naheliegend, sein Selbstbewusstsein über Beruf oder Einkommen zu definieren. Geld ist da eine nachvollziehbare Maßeinheit für Leistung. Doch das hat den Nachteil, dass wir enorme Kraft verbrauchen, nur um selbstbewusst zu sein. Patienten mit dieser Regel haben das klassische Dilemma: entweder selbstbewusst und ausgebrannt – oder ausgeruht und depressiv. Denn ohne Arbeit fühlen sie sich wertlos, oft schon nach wenigen Krankheitstagen.

Besonders problematisch wird das, weil jedem die Arbeit irgendwann genommen wird. Ich habe eine Selbsthilfegruppe »The Job after the Job« für Manager geleitet, die nach der Berentung alle in ein tiefes Loch gefallen waren. Eben noch Chef von 500 Leuten und verantwortlich für ein Millionenbudget – zwei Tage später Rentner, der zu Hause am Fenster sitzt und sich vormacht, es handle sich nur um eine Art Urlaub. Wenn sich das Selbstwertgefühl ausschließlich auf Leistung gründet, wird es spätestens dann mit der guten Stimmung schwierig.

Die Liste an Regeln bei Burnout ist lang. Egal, welche wir finden – wir müssen sie anschauen. Zum Glück hat nicht jeder alle, sondern nur einige wenige davon. Weitere Beispiele sind: Pünktlichkeit, Fleiß und die ausgeprägte Fähigkeit, eigene Wünsche hinten anzustellen, ahnen, was andere wollen, schnell sein, es allen recht machen und vieles mehr. Betroffene versuchen hier nicht nur selbst, makellos zu sein, sondern sie legen ihren hohen Maßstab häufig auch an alle anderen an: Mitarbeiter werden nach den eigenen Kriterien bewertet, Familienmitglieder entsprechend erzogen. Falls sie diese Regeln bei sich erkannt haben, ergibt sich eine typische Therapiemotivation: »Herr Doktor, bei mir ist Hopfen und Malz verloren, aber meinen Kindern soll es mal besser gehen. Ich mach jetzt Therapie, damit ich die Erziehung von meinen Eltern nicht an meine Kinder weitergebe!« Find ich super.

Wie wende ich die ganzheitliche Psychotherapie auf Ängste an?

Eine Patientin ist 38 Jahre und berichtet über Angst vor dem Tod. Durch Herzinfarkt oder Unfall. Auch andere Ängste beherrschen sie. So muss etwa die Wohnung desinfiziert werden, wenn die Katze eine Maus mit nach Hause bringt, damit es nicht zum Parasitenbefall kommt. Insbesondere die Angst vor Handystrahlung mache ihr das Leben schwer. Ihr Job sei anstrengend, alle arbeiten ihr zu langsam. Sie ist sehr schnell im Erzählen, geradezu hektisch. Auch die Mutter habe schon unter Panikattacken gelitten. Ihr Mann ist von ihren Macken genervt …

Der Vollständigkeit halber untersuche ich wie immer auf körperliche Ursachen. Die ähnliche Erkrankung der Mutter lässt eine genetische Ursache vermuten. Auch das schnelle Sprechen gibt einen Hinweis auf eine mögliche genetische Abbaustörung von Stresshormonen, die durch den hohen Energieverbrauch Ängste hervorbringen kann. Auch die Darmflora, die ja unter der Geburt von der Mutter ans Kind weitergegeben wird, untersuche ich. Fehlen bestimmte Bakterien im Mikrobiom, kann das Depressionen und Ängste verursachen. Und glücklicherweise kann man heute entsprechende Bakterien im Darm anzüchten.

Habe ich also im ersten Teil meiner ganzheitlichen Psychotherapie die körperlichen Faktoren untersucht und im zweiten Teil Überlastung, Schlaf, Regeneration, Sport, Ernährung betrachtet, geht es im dritten Teil ans Eingemachte. Was ist im inneren Parlament meiner Patientin los?

Vom Verstand her ahnt sie schon, dass es unwahrscheinlich ist, dass Mäuse Parasiten beherbergen, die sich in Wohnungen ausbreiten und Menschen schädigen können. Die Neuronen sehen das anders – die haben längst Panikparty. Sie hält es auch für unwahrscheinlich, mit 38 an einem Herzinfarkt zu sterben. Weil sie aber nicht ganz sicher ist, googeln wir gemeinsam Parasiten und Herzinfarkte, um den Verstand auf unsere Seite zu holen. Die Neuronen reden dazwischen, und keiner übersetzt. Als Nächstes schauen wir die Partei Gefühl an. Gibt ihr das Putzen ein gutes Gefühl? Sie könnte eine Putzsucht entwickelt haben, und die Parasiten sind der Vorwand, diese auszuleben. Oder ist es die Partei Gewohnheit? Irgendwann wird jede Handlung, selbst das Putzen, zur Gewohnheit, und wir kommen nur schwer davon wieder weg. Gibt es eine moralische Verpflichtung? Kann bei Hausarbeit immer sein. Äußere Sauberkeit wird dann mit ordentlicher Lebensführung gleichgesetzt. Die Partei Angst ist natürlich die lauteste – soviel ist klar. Die Angst vor dem Tod ist die Angst vor den ungelebten Möglichkeiten. Daher haben Zehnjährige oft mehr Angst vor dem Tod als Neunzigjährige. Und welche Rolle spielt die Partei Regeln? Wenn die Mutter Angst vor Mäusen hatte, hat die Patientin das eventuell als Regel abgespeichert. Oder hatte sie Kontakt zum Thema Tod und möchte diese Erinnerung vermeiden? Auch das hätte zu einer Regel geführt.

Wenn wir nicht systematisch alle Parteien befragen, können wir in die Irre gehen. Da glaubt der Therapeut dann, dass es an einer mütterlichen Regel liegt, und will diese abtrainieren. Die Patientin aber hält Mäuseparasiten weiterhin für gefährlich. Sie wird die Therapie behindern und unzufrieden sein. Falls ihr also während der Therapie das Gefühl habt, bergauf zu laufen oder gegen den Wind, ist das ein Zeichen für Widerstand. Eine oder mehrere Parteien sind noch nicht auf eurer Seite.

Falls sich jemand für die Lösung interessiert: Die Patientin war beruflich überfordert und hatte obendrauf eine genetische Abbaustörung von Stresshormonen. Daher konnte sie schlecht regenerieren. Zudem war Regeneration bei ihr als Regel negativ besetzt – also auch nicht erlaubt. Krank zu sein war in ihrem Regelsystem die einzige Möglichkeit, sich zu erholen. Wir haben dann ihren

Körper mit Vitaminen auf Vordermann gebracht, Stresshormone abgebaut, Parasiten und Krankheiten gegoogelt und daraufhin an den Regeln zu Regeneration, Schuld und Leistung gearbeitet. Damit war dann nach zehn Sitzungen auch alles wieder in Ordnung. Gut, sagen wir zwanzig.

Introvertiertheit

Es gibt Menschen, die in Gruppen aufblühen – und solche, die schon beim Gedanken an einen Abend unter Leuten innerlich gähnen. Introvertiertheit wirkt oft wie ein Charakterzug, ist aber meist eine Mischung aus Kraftmangel, Angst und ein paar hartnäckigen alten Regeln. In der Therapie begegnet sie uns häufig als Nebenschauplatz. Dennoch möchte ich kurz darauf eingehen.

Menschen suchen instinktiv soziale Kontakte – zum gegenseitigen Schutz, zur Fortpflanzung oder für sozialen Austausch und Handel. Warum sollte es also eine Hälfte der Menschheit geben, die lieber für sich bleibt und sich in der Gegenwart von anderen unwohl fühlt? Auf der anderen Seite sehen wir täglich sogenannte introvertierte Menschen – also scheint es sie zu geben. Ich halte das weniger für eine genetische Veranlagung als für einen Ausdruck von mangelnder geistiger Kraft, Angst oder schlechten Regeln.

Eine Patientin wurde in der sechsten Klasse gemobbt. Weil sie versuchsweise Lippenstift trug. Sie entschied sich, nie wieder eine Angriffsfläche für Mobber zu bieten. Durch Kleidung, Frisur und Benehmen drückte sie völlige Anpassung aus. Untergehen in der Masse nannte sie das. So fand sie keinen Partner, und es wurde auch mit der Karriere schwierig. Sie kam in meine Therapie, weil sie so introvertiert sei.

INTROVERTIERTHEIT IST KEIN SCHICKSAL

Introvertiertheit kann aber auch Zeichen eines Kraftmangels sein. Wer hat sich, wenn es nach einem langen Tag an der Tür klingelte, nicht schon mal »tot gestellt«? Oder ist nicht ans Telefon gegangen, hörte lieber zu, als an der Diskussion teilzunehmen? Auch das sieht von außen wie Introvertiertheit aus. Daher bin ich im Alltag eher introvertiert und im Urlaub extrovertiert. Weil es bei mir eher eine Frage der geistigen Kraft ist.

Bei Partys bleibe ich still – aber sobald jemand über Star Trek diskutiert, halte ich Vorträge mit Fußnoten. Wenn ich lieber zeichne oder musiziere, wirke ich auch introvertiert. Hier liegt die Introvertiertheit in der Partei Gefühl, weil manche Gesprächsthemen ansprechender sind als andere.

Der klassische Introvertierte sagt in der Therapie immer: »Bei Leuten, die ich gute kenne, taue ich auf!« Ich denke dann manchmal, dass er den Rest des Tages eingefroren verbringt. Hier geht es um die Partei Angst. Aber theoretisch könnte jemand in Anwesenheit des anderen Geschlechts auch still bleiben, weil er denkt, dass es sich nicht schickt, Männer oder Frauen anzusprechen. Also sogar die Partei Moral könnte hier etwas zu melden haben.

Wir müssen daher in der ganzheitlichen Therapie wie immer abklären, wo der Hund begraben ist, d. h., erst einmal das Parteienmodell abklopfen. Und erst dann können wir loslegen.

Introvertiertheit habe ich hier als Beispiel ausgesucht, weil es von außen immer gleich aussieht und doch sehr viele unterschiedliche Ursachen haben kann.

Übrigens: Wenn ihr mal kein Geld für Therapie habt, denkt an das schottische Motto: *»Beer is cheaper than therapy!«* Stand in Schottland an jedem zweiten Pub. Durch Alkohol werden die Parteien Verstand und Angst selektiv ausgeschaltet, während die Partei Gefühl unbeeinträchtigt bleibt. Wie bei unserem Parlament kurz vor der Sommerpause: Keiner ist da, daher wird jede Entscheidung schnell durchgewunken. Halt mal mein Bier, ich habe eine Idee! Prost!

Wenn alte Regeln in Rente gehen

Regeln sind wie Kinder: Sie meinen es gut, benehmen sich aber oft daneben. Manche wachsen mit uns, andere bleiben im Trotzalter stecken – und genau dort beginnt die Therapie.

Ich mache mir von der ersten Minute Notizen, sobald ein Patient eine Regel anspricht. Selbst wenn er sie nur im Nebensatz erwähnt: »Ich putze erst mal, wenn ich nach Hause komme.« – »Ich fülle das Glas immer nur halb voll, falls ich keinen Durst mehr habe« oder »Ich dachte immer, Burnout ist nur eine Erfindung, bis es mich selbst erwischt hat.« Der letzte ist ein echter Klassiker. So entsteht im Verlauf der Sitzungen eine nette Sammlung, die wir im dritten Therapieteil gut verwerten können.

Haben wir die Regeln identifiziert, versuchen wir, sie auf ein erwachsenes Niveau zu heben. Die meisten Regeln entstehen, so gut es in dem jeweiligen Alter möglich ist. Macht ein Kleinkind etwa die Erfahrung, dass die Mutter manchmal lieb und manchmal unangenehm ist, schließt es daraus, dass es in der Mutter zwei Persönlichkeiten geben muss. Diese Regel wird später auf andere Menschen angewendet – und schon haben wir das Schwarz-Weiß-Denken eines Borderlinepatienten. Ein Zehnjähriger würde eher Zusammenhänge mit Uhrzeit und Alkoholgeruch der Mutter herstellen, mit fünfzehn würde er Regeln finden, die auf Alkoholabhängigkeit oder Persönlichkeitsstörung hinweisen – die Fähigkeit zur Differenzierung ist hier schon besser entwickelt.

Regeln erwachsen werden lassen bedeutet, all das Wissen zu verwenden, was wir als Erwachsener zur Verfügung haben und unsere Regeln auf ein erwachsenes Niveau zu heben. Oder anders gesagt: den Neuronen beibringen, dass nicht jede alte Datei noch gebraucht wird. In der Therapie sind wir in der Lage, unsere Regeln anzupassen. »Immer stark sein« kann sich zu »nur so viel Kraft aufwenden, wie vorhanden ist und das Problem verlangt« verändern, und »Selbstbewusstsein gleich Leistung« wird zu »Stolz sein auf Bemühungen – nicht auf Ergebnisse«. Wir lernen, Selbstbewusstsein auf Eigenschaften zu begründen, die möglichst nicht von außen zu beeinflussen sind: Freundlichkeit, Liebe zum Leben – klare Lebensziele sind hier viel besser geeignet als das schnelle Auto, die neue Freundin oder die steile Karriere.

Haben wir eine neue Regel gefunden, muss diese geübt werden. Dies ist eine Fleißaufgabe und findet nicht in der Therapie statt. Das kann sowohl bedeuten, dass wir uns die neuen Regeln drei Mal am Tag laut vorsagen oder Situationen suchen, wo wir sie anwenden können. Tun wir beides nicht, gibt es keinen Übungseffekt.

Generell gilt, dass durch die verbesserte Energie im ersten, körperbezogenen Teil der Behandlung auch die Kraft stärker wird, sich mit den Problemen zu beschäftigen und neue Erfahrungen zu machen.

Die gute Nachricht ist, dass bei niemandem alle Baustellen gleichzeitig betroffen sind. Daher hilft die schematische Abarbeitung des Parteienmodells sehr schnell, die Probleme zu identifizieren und diese zu behandeln. Vor allem hilft dieses Vorgehen dabei, nichts zu übersehen.

Es dauert, bis neue Regeln reifen – aber sie tun es. Und mit jedem neuronalen Aha-Moment wird das Leben ein bisschen leichter. Vielleicht nicht perfekt, aber gut genug, um drüber lachen zu können.

Kurz & knapp

Regeln sind wie Kleidung: Sie passen selten ein Leben lang. Was in der Kindheit schön war, zwickt im Erwachsenenleben. In der Therapie lernen wir, entweder die alten Klamotten umzunähen – etwa einen Gummizug um die Hüftregion einbauen. Oder neue zu kaufen – passend zu dem Menschen, der wir heute sind. Genauso hat es die beste Ehefrau von allen mit meinen Klamotten gemacht, als wir zusammengezogen sind. Wir hatten zwei Säcke. Der linke hieß: Das kommt weg. Und der rechte: Oh Gott, was soll das sein? Das kommt auf jeden Fall weg!

Zu guter Letzt

Wir werden von unseren Neuronen regiert, und die spinnen manchmal. Früher hat man da ordentlich Strom durchgejagt und gehofft, dass danach alles wieder gut ist. Zum Glück ist das lange her. In der ganzheitlichen Psychotherapie machen wir das Gegenteil: Wir bauen die Neuronen langsam wieder auf. Jedes einzelne.

Ich hoffe, dass zukünftige Psychotherapeuten das Konzept der ganzheitlichen Psychotherapie verwenden und es kontinuierlich verbessern. Alle Phänomene des täglichen Lebens sollten sich darin wiederfinden.

Die Welt wird aktuell von Menschen regiert, die niemals in den Genuss von Psychotherapie kamen. Stellt euch eine Welt vor, die von Menschen regiert wird, die geistig gesund und mit sich im Reinen sind. Stellt euch eine Welt vor, in der alle Eltern Psychotherapie hatten und die nächste Generation unbelastet ins Leben starten kann. Es gibt viele Therapieformen, und jede will die einzig richtige sein. Wir sollten nicht gegeneinander arbeiten und Therapieverfahren trennen, zum Leid des Patienten.

Jeder Therapeut auf der Welt sollte daran arbeiten, Therapie zu vereinen. Damit Therapie die Welt vereinen kann.

Geschafft! Endlich der Stockwitz – belohnt eure Neurotransmitter

Wahre Geschichte: Mein Opa August ging mit mir, sechs Jahre alt, einen Hut kaufen. Er betritt das Kaufhaus und fragt die Verkäuferin nach einem Hut. Sie sagt: »Erster Stock!« Darauf Opa: »Nein, erst der Hut!«